FALKEN
BÜCHEREI

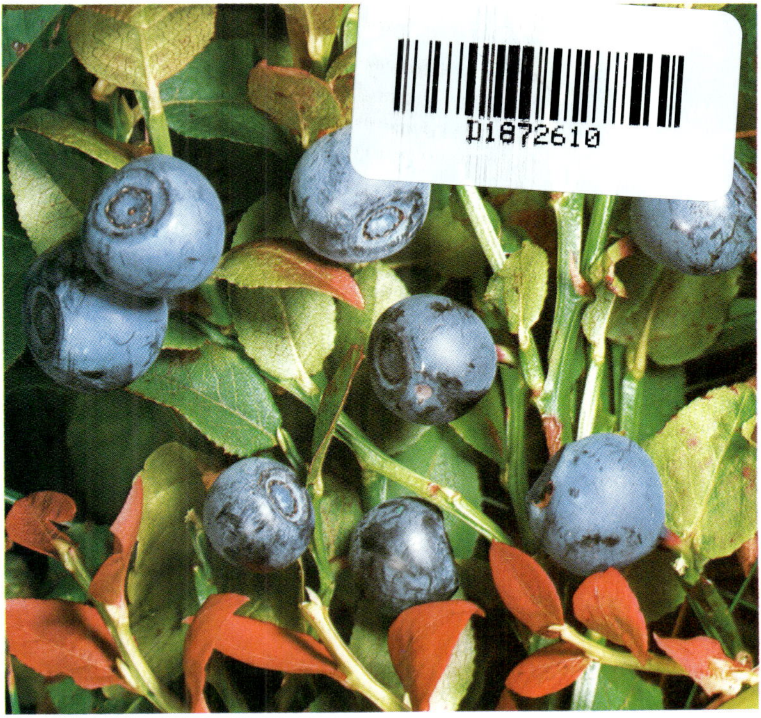

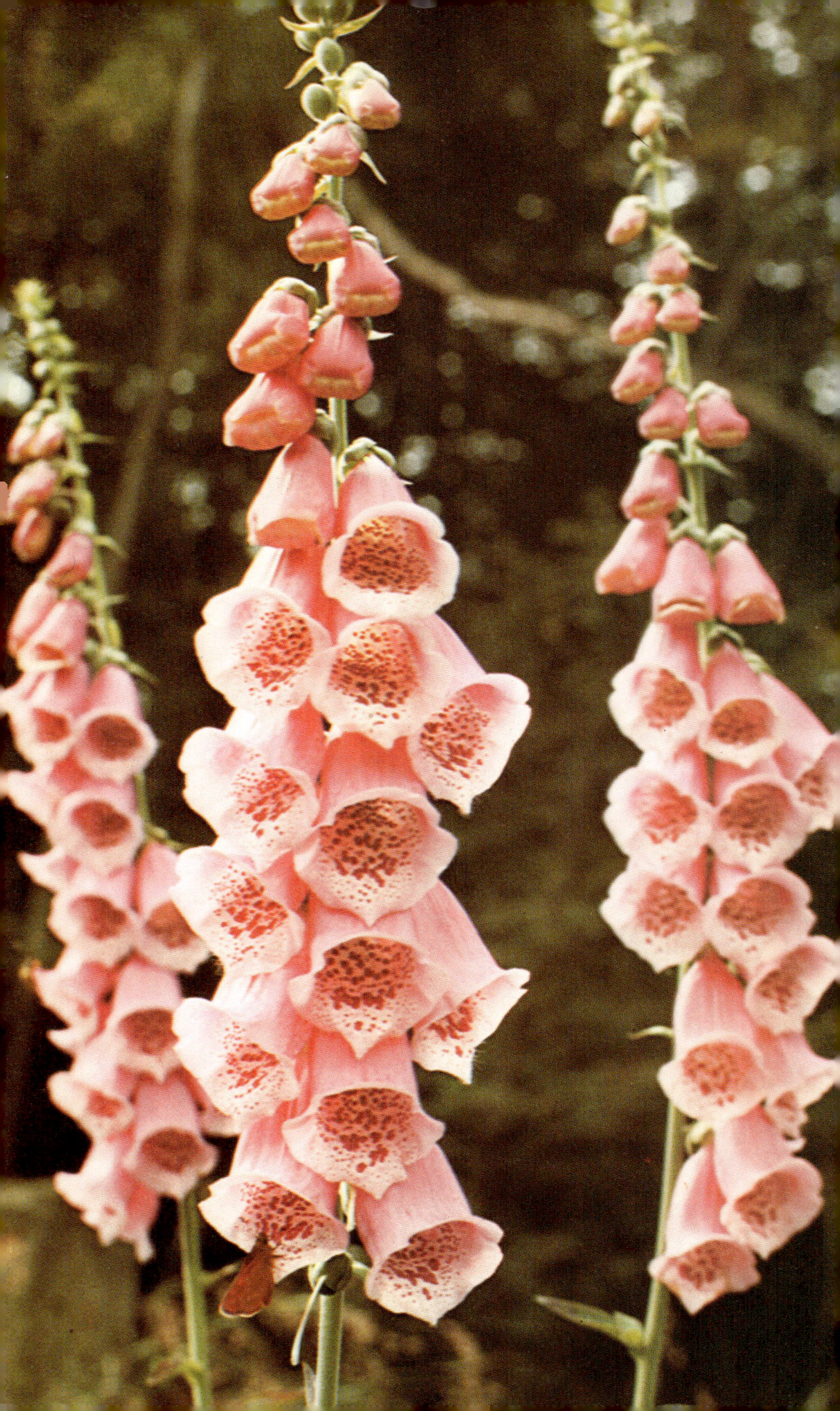

Jörg Raithelhuber

Arzneikräuter und Wildgemüse

erkennen und benennen

FALKEN VERLAG

Das Titelbild zeigt eine Arnika, die auf Seite 38 beschrieben ist.

In der Reihe »erkennen und benennen« sind bisher außerdem erschienen:
Pilze (Band 0380)
Beeren und Waldfrüchte (Band 0401)
Mineralien und Steine (Band 0409)
Bäume und Sträucher (Band 0509)
Schmetterlinge (Band 0510)
Vögel (Band 0554)
Insekten (Band 0588)
Gefährdete und geschützte Pflanzen (Band 0596)
Unkraut im Garten (Band 0637)

CIP-Kurztitelaufnahme der Deutschen Bibliothek

Raithelhuber, Jörg:
Arzneikräuter und Wildgemüse erkennen und benennen /
Jörg Raithelhuber. – Nachaufl. –
Niedernhausen/Ts.: Falken-Verlag, 1983.
(Falken-Bücherei)
ISBN 3-8068-0459-1

ISBN 3 8068 0459 1

Fotos: Heinz Schrempp, Paula Kohlhaupt, Elisabeth Hase, Dr. Rolf Blaich, Karl F. Wolfstetter, Jörg Raithelhuber, G. Fleischfresser, Friedrich Jantzen, Photo-Center, Thomas Ruckstuhl, Dr. W. Weustenfeld, Wolfram Stehling, Helmut Bechtel
Zeichnungen: Edith Kuchenmeister
Gesamtherstellung: H. G. Gachet & Co., 6070 Langen/Hessen

817 2635 4453

Inhalt

Vorwort

Schon vor Tausenden von Jahren konnten Menschen zahlreiche Gift- und Speisepflanzen voneinander unterscheiden. Wohl war ihnen vieles verborgen, wohl ahnten sie von manchen nur die Heilkraft, und doch staunt man heute noch darüber, wie richtig sie so manche Pflanze angewandt haben.
Wir haben in diesem Büchlein Arzneipflanzen und Wildgemüse vereint. Arzneipflanzen enthalten Stoffe, die in der Medizin Verwendung finden und die man im Gegensatz zu künstlich erzeugten Pillen und ähnlichem als natürliche Heilstoffe bezeichnen kann. Viele von ihnen werden inzwischen synthetisch hergestellt, obwohl die Natur oft genügend Vorräte bereithält.
Wildgemüse sind Kräuter, die eine besonders hohe Konzentration von Vitaminen aufweisen und oft wertvolle, für unseren Stoffwechsel notwendige Spurenelemente und Mineralsalze enthalten. Wildgemüse nennt man sie deshalb, weil sie im Freien ohne menschliche Einflüsse (durch Düngung und Bearbeitung) wachsen.
Selbstverständlich können wir im Rahmen dieses kleinen Büchleins nicht alle Arzneipflanzen und Wildgemüse beschreiben und abbilden.
Wichtig ist, daß Sie die Hinweise bei den einzelnen Arzneipflanzen sorgfältig beachten. Manche Arten sind so gefährlich giftig, daß man unter gar keinen Umständen eine Eigenbehandlung durchführen sollte. Schon geringe Abweichungen im Giftgehalt können aus einer Heilpflanze ein tödlich wirkendes Kraut machen. Dennoch können Sie auch Arzneipflanzen sammeln, wenn Sie die giftigen außer acht lassen. Bedenken Sie außerdem, daß manche Pflanzen geschützt sind, daß also Teile davon oder aber auch die ganze Pflanze nicht gesammelt werden dürfen.
Getrost können Sie allerdings die angegebenen Wildgemüse essen oder sich einen Kräutertee zubereiten.
Da es viele ähnliche Pflanzen gibt, sollten Sie die Beschreibungen genau studieren. Nur wenn Sie *alle* Merkmale bei einer Pflanze vorfinden, können Sie diese mitnehmen. Oberflächlichkeit ist hier fehl am Platz und kann schreckliche Folgen haben!
Und nun wünsche ich Ihnen viel Spaß bei der Suche und Verarbeitung der vielen Schätze, die uns die Natur bietet.

Das Sammeln und Verarbeiten

Die einzelnen Pflanzenbeschreibungen sind kurz und übersichtlich und sollen zusammen mit den farbigen Abbildungen das Erkennen und Bestimmen in der Natur ermöglichen. Um die Gefahr einer Verwechslung möglichst auszuschließen, ist es daher zu empfehlen, daß Anfänger die Grundzüge des Sammelns und Verwertens bei Fachleuten erlernen. Die Kosmos-Gesellschaft (Pfizerstraße, Stuttgart) sowie viele Volkshochschulen und Naturkundevereine bieten jedes Jahr Kurse und Lehrwanderungen an. Sie sollten nicht versäumen, diese informativen Veranstaltungen zu besuchen.
Die wenigsten Menschen wissen, daß Kräuter nicht nur getrocknet verwendet werden können, sondern daß die größte Wirkung auf das Wohlbefinden des Menschen gerade frisch gepflückte und zubereitete Kräuter haben.
Im allgemeinen sind Frühlingskräuter viel schmackhafter als Herbstkräuter. Bereits die ersten Pflanzen des Frühlings sind für unseren Kräuterspeiseplan von großer Bedeutung und können die Frühjahrsentschlackung unterstützen und die Frühjahrsmüdigkeit überwinden helfen. Grundsätzlich sollte man Samen und Früchte zur Zeit der Reife sammeln, die ganze Pflanze dagegen zur Zeit der beginnenden Blüte. Die Wurzeln erntet man nach dem Abblühen oder ebenfalls im zeitigen Frühjahr. Im Herbst ist es ratsam, nur junge Triebe zu sammeln, da die Blätter der Kräuter zu dieser Zeit immer zäher werden. Bei blühenden Pflanzen sollten Sie möglichst nur die Exemplare mit geschlossenen Blüten auswählen. Die beste Sammelzeit ist der späte Nachmittag, denn um diese Zeit enthalten die Pflanzen die meiste Stärke.
Sammeln Sie nicht bei feuchtem Wetter, Tau oder Regen, ferner nicht am Straßenrand, in Ortschaften und in der Nähe von künstlich gedüngten Äckern und Wiesen.
Vor dem Zubereiten sollten die Kräuter und Wildgemüse verlesen und in jedem Fall gründlich unter fließendem Wasser gewaschen werden. Damit keine Vitamine zerstört werden, sollten wir sie jedoch nicht zu lange wässern.
Die älteste Methode, Pflanzen auf längere Zeit haltbar zu machen, ist das Trocknen. Man benötigt dafür einen warmen, aber luftigen und staubfreien Raum, in dem das Sammelgut nicht direkter Sonnenbestrahlung oder künstlicher Wärme ausgesetzt ist. Man breitet die Kräuter ungewaschen auf Papier aus, so daß die Luft von allen Seiten gut an sie herankommt. Werden Pflanzen, wie oben erwähnt, direkter Sonnenbestrahlung oder künstlicher Wärme ausgesetzt, geht ein Teil der heilkräftigen Substanzen verloren. Die getrockneten Kräuter werden in gut schließenden Gefäßen aufbewahrt oder aber gebündelt in Leinensäckchen aufgehängt. Diese sollte man laufend im Auge behalten, um Verderb oder Befall durch Schädlinge weitgehend auszuschließen.
Manche Heilkräuter behalten ihre Wirkung uneingeschränkt über mehrere Jahre hinweg, bei anderen ist es angebracht, sie im nächsten Jahr durch frische zu ersetzen.

Die wichtigsten Anwendungsmöglichkeiten der Arzneipflanzen

Abführen:
Man wechsle ab mit Präparaten aus Sennesblättern, Rhabarberwurzeln und Faulbaumrinde. Zwischendurch sollte man Karlsbader Salz nehmen. Im übrigen empfiehlt sich eine ballastreiche Nahrung, z. B. Vollkornbrot.
Beruhigung:
Mehrmals am Tag trinke man einen Aufguß aus 1 Teil Bitterklee, 1 Teil Lavendelblüten und 3 Teilen Melisse.
Bindehautentzündung:
Man trinke über den Tag verteilt schluckweise Tee aus 1 Eßlöffel Augentrost auf 1/4 Liter Wasser. Auch feuchtwarme Umschläge mit diesem Tee wirken günstig.
Blähungen:
Man trinke Tee aus je 1/3 Pfefferminze, Kümmel und Fenchel.
Blutdruck:
Zweimal täglich eine Tasse Tee aus je 1 Teil Gänsefingerkraut, Mistel und Arnikablüte und 4 Teilen Zinnkraut trinken.
Bronchialkatarrh:
Man trinke schluckweise über den Tag verteilt einen Tee aus 25 g Alant pro Viertelliter Wasser.
Darmkatarrh:
Man trinke über den Tag verteilt schluckweise einen Tee aus Schafgarbe oder aus Tausendgüldenkraut und Wermut.
Fieber:
Man trinke einen mit Honig gesüßten Tee aus Holunderblüten.
Furunkel:
Heiße Umschläge mit Kamille-Arnika-Aufgüssen sind zu empfehlen. Lehmumschläge lassen Furunkel schneller reifen.
Fußschweiß:
Waschungen mit einem Absud von Eichenrinde helfen. Außerdem trinke man Salbeitee oder Holundersaft.
Gallenbeschwerden:
Huflattichgeist (Blüten in 70% Alkohol angesetzt), geriebenen Rettich und Sellerie sind zu empfehlen.
Gerstenkorn:
Heiße Auflagen mit Leinsamen helfen.
Gicht:
Honiggesüßten Tee aus Bibernelle, Birkenblättern, Kreuzdornrinde und Zinnkraut trinken. Daneben auf vegetarische Lebensweise umstellen.
Grippe:
Tee aus Huflattich, Thymian, Eukalyptusblättern und Holunder trinken.
Hämorrhoiden:
Abwechselnd Tee aus Brennessel und Vogelmiere, Johanniskraut, Königskerze, Roßkastanienblüten und Schafgarbe, jeweils in kleinen Schlucken auf den Tag verteilt trinken.

Heuschnupfen:
Schon vorbeugend einen Tee trinken aus je 1 Teil Brunnenkresse, Gamander, Huflattich, Lungenkraut, Kornblume und Schlüsselblumenblüten. Man nimmt 2 Eßlöffel voll auf $^1/_4$ l Wasser; kalt ansetzen, aufkochen und ziehen lassen.
Husten:
Tee aus jungen getrockneten Erdbeerblättern oder aus Spitzwegerich trinken.
Krampfadern:
Tee aus Bärlapp, Melisse und Pfefferminze trinken. Ein Aufguß aus 1 Teil Rosmarin, 2 Teilen Arnikablüten und 2 Teilen Kamille ist zu empfehlen. Gute Dienste leistet auch Roßkastanienextrakt.
Magengeschwür:
Kalt angesetzter und später kurz aufgekochter Tee von Fenchel, Eibischwurzel, Süßholz und Kamille.
Mandelentzündung:
Gurgeln mit Tee von Kamille oder Zinnkraut. Trinken von Huflattichtee mit Arnikatinktur.
Rheumatismus:
Einreibungen mit Kampferöl, Peitschen mit Brennesseln.
Schlaflosigkeit:
Tee aus je 2 Teilen Melisse und Baldrian und 1 Teil Orangenblätter.
Schweiß:
Tee aus Salbei und dem Absud von grünen Walnußschalen.
Sodbrennen:
Jeweils $^1/_2$ Stunde nach den Mahlzeiten einen Aufguß trinken aus 1 Teil Schöllkraut, 4 Teilen Eibischwurzel und 5 Teilen Kamille.
Zahnblutungen:
Mundspülungen mit Tee aus Eichenrinde, Odermennig, Salbeiblättern und Frauenmantel.

Grundrezepte für Wildkräuter

Wildspinat
Am wirkungsvollsten ist eine Mischung aus 6 Teilen – man richtet sich nach dem Gewicht – frischen, jungen Brennesseln, je 1 Teil Geißfuß, Vogelmiere, Huflattich und Hederich oder Gundelrebe. Man kocht die Kräuter etwa 15 bis 20 Minuten in Salzwasser. Danach dreht man sie durch den Fleischwolf. Noch besser ist es, wenn man die Blätter zunächst 5 bis 10 Minuten kochen läßt. Danach seiht man das Wasser ab, zerkleinert die Kräuter mit dem Wiegemesser und dämpft sie danach in einer Mehlschwitze mit Salz, etwas Fett und etwas kleingeschnittenem Rauchfleisch etwa 15 Minuten lang.
Wildsalat
Besonders geeignet sind junger Löwenzahn, Schafgarbenblätter, Brunnenkresse, Gänseblümchenblätter und Bachbunge (jeweils vor der Blüte). Die Blätter werden gut gereinigt, kleingeschnitten und mit Salz, Weinessig

und Pflanzenöl angemacht. Wer den Salat besonders pikant wünscht, kann noch geriebenen, scharfen Rettich dazugeben.

Gesundheitstee

Beim Tee unterscheidet man:

Aufguß:

Die zerkleinerten Pflanzenteile werden mit kochendem Wasser übergossen. Man läßt sie in einem geschlossenen Gefäß 10 bis 15 Minuten lang ziehen, seiht die Pflanzenreste ab und süßt nach Wunsch mit Honig.

Abkochung:

Man mischt die zerkleinerten Pflanzenteile mit kaltem Wasser, erwärmt das Ganze etwa 20 bis 30 Minuten lang, läßt kurz aufkochen und seiht ab. Diese Zubereitung eignet sich besonders für Rinden und Wurzeln.

Kaltauszug:

Man übergießt die Pflanzenteile mit kaltem Wasser und läßt sie unter gelegentlichem Umrühren bei Zimmertemperatur 3 bis 4 Stunden stehen. Besonders geeignet für schleimhaltige Drogen.

Saft

Ein gesunder Saft kann nur aus frischen Blättern, Blüten, Früchten und Wurzeln gewonnen werden. Er ist nicht haltbar. Man gewinnt ihn mittels einer Fruchtsaftpresse.

Die wichtigsten Pflanzengifte mit Heilwirkung

Alle hier aufgeführten Pflanzen bzw. deren Wirkstoffe sollten nur in homöopathischen Mengen verwandt werden. Eine Eigenbehandlung darf nur nach den Anweisungen des Hausarztes durchgeführt werden. Auf keinen Fall dürfen diese Pflanzen für Mischgemüse, Salate usw. verwandt werden.
Einige sind schon in kleinen Mengen genossen lebensgefährlich!

Acaciin, enthalten in der Robinie
  Giftwirkung: Erbrechen und Krämpfe
  Heilwirkung: Homöopathisch zur Krampflinderung

Aconitin, enthalten in dem Blauen Eisenhut
  Giftwirkung: Nervengift
  Heilwirkung: Neuralgien

Acorin, enthalten in Kalmus
  Wirkungen siehe *Asaron*

Aesculin, enthalten in Roßkastanien
  Giftwirkung: Fieber, Kopfschmerz, Erbrechen
  Heilwirkung: Gicht, Krampfadern, Kreislaufbeschwerden

Adonidosid, enthalten im Frühlingsadonisröschen
  Giftwirkung: Herzgift
  Heilwirkung: Homöopathisch bei Angina pectoris, Myokarditis

Ajmalin, enthalten in Rauwolfia
  Giftwirkung: Herzgift
  Heilwirkung: Herzkrankheiten

Anemonin, enthalten in Küchenschelle, Buschwindröschen, Groß. Hahnenfuß
Giftwirkung: Erbrechen, Durchfall, Nierenschäden
Heilwirkung: Selten noch angewandt bei Hautleiden
Aroin, enthalten in Aronstab
Giftwirkung: Verdauungstrakt, Blutungen
Heilwirkung: Homöopathisch bei Schleimhauterkrankungen
Arnicin, enthalten in Arnika
Giftwirkung: Hautgift
Heilwirkung: Durchblutung, Wunden, Quetschungen, Rheuma. Homöopathisch bei Geschwüren.
Asaron, enthalten in Kalmus, Haselwurz
Giftwirkung: Erbrechen
Heilwirkung: Magenstärkend
Atropin, enthalten in Tollkirsche, Bilsenkraut, Stechapfel
Giftwirkung: Sekretionsgift
Heilwirkung: Herzkrankheiten, Parkinson'sche Krankheit
Calameon, enthalten in Kalmus
Wirkungen siehe *Asaron*
Chelidonin und Chelidoxanthin, enthalten im Schöllkraut
Giftwirkung: Magen- und Darmtrakt
Heilwirkung: Nicht sicher, möglicherweise bei Leberleiden
Cineol, enthalten in Schafgarben
Giftwirkung: Hautkrankheiten, Schwindel
Heilwirkung: Entzündungen, Blutreinigung
Codein, enthalten in Schlafmohn
Giftwirkung: Schwaches Rauschgift
Heilwirkung: Beeinflußt das Hustenzentrum (Krampfhusten)
Colchicin, enthalten in der Herbstzeitlose
Giftwirkung: Zellgift
Heilwirkung: Gicht
Convallarin und Convallaranin, enthalten im Maiglöckchen
Giftwirkung: Herz- und Kreislaufgift
Heilwirkung: Erkrankungen des Herzens
Convallotoxin, enthalten im Frühlingsadonisröschen
Giftwirkung: Herzgift
Heilwirkung: Selten in der Homöopathie bei Herzschwäche
Cortenerin, enthalten im Oleander
Giftwirkung: Erbrechen, Durchfälle, Herzstörungen
Heilwirkung: Herzkrankheiten
Cumarin, enthalten im Waldmeister
Giftwirkung: Kopfschmerz
Heilwirkung: Homöopathisch zur Blutreinigung
Cyclamin, enthalten im Alpenveilchen
Giftwirkung: Magen- und Darmtrakt
Heilwirkung: Homöopathisch bei Gicht, Rheuma, Leberschmerzen

Cymarin, enthalten im Frühlingsadonisröschen
Giftwirkung: Herzgift
Heilwirkung: Homöopathisch bei Herzmuskelschäden
Cytisin, enthalten in Blasenstrauch und Goldregen
Giftwirkung: Nervengift
Heilwirkung: Abführmittel
Daphnin, enthalten im Seidelbast
Giftwirkung: Erbrechen, Durchfälle
Heilwirkung: Hautleiden, Gicht
Digitalin und Digitoxin, enthalten im Fingerhut
Giftwirkung: Herzgift
Heilwirkung: Zur Pulssenkung, bei Herzinsuffizienz und bei Zyanose
Ergotamin, enthalten im Mutterkorn (Pilz)
Giftwirkung: Krämpfe, Absterben der Glieder
Heilwirkung: Frauenkrankheiten
Euphorbon, enthalten in verschiedenen Wolfsmilcharten
Giftwirkung: Haut- und Kreislaufschäden
Heilwirkung: Nur in der Tiermedizin
Hellebrin und Helleborein, enthalten in der Christrose
Giftwirkung: Erbrechen, Herzschwäche, Atemnot, Durchfälle
Heilwirkung: Nur noch selten in der Homöopathie
Hyoscyamin, siehe *Atropin*
Ilicin, enthalten in der Stechpalme
Giftwirkung: Besonders bei Kindern tödl. Vergiftungen möglich
Heilwirkung: Harntreibend
Lanataglykosid, siehe *Digitalin*
Lupulin, enthalten im Hopfen
Giftwirkung: Erbrechen, Hautausschläge, Erregungszustände
Heilwirkung: Magen- und Blasenleiden
Menyanthin, enthalten im Fieberklee
Giftwirkung: Magenbeschwerden
Heilwirkung: Homöopathisch bei Neuralgien
Mezerein, siehe *Daphnin*
Morphin, enthalten im Schlafmohn
Giftwirkung: Rauschgift
Heilwirkung: Schmerzlinderung
Neriin und Neriatrin, siehe *Cortenerin*
Nikotin, enthalten im Tabak
Giftwirkung: Atemlähmung, Blutdruckkrankheiten, Nerven
Heilwirkung: Beeinflussung des vegetativen Nervensystems
Oleandrin, siehe *Cortenerin*
Oxalsäure, enthalten in Sauerampfer, Klee, Spinat
Giftwirkung: Magen-, Darm-, Nieren- und Blasenerkrankungen
Heilwirkung: Abführmittel
Parasorbinsäure, enthalten in Eberesche (Vogelbeere)
Giftwirkung: Erbrechen, Ausschlag
Heilwirkung: Rheuma, Durchfall, Harnbeschwerden

Phasin, enthalten in Robinie, Gartenbohne. Siehe *Acacin*
Primulin und Primverosid, enthalten in der Schlüsselblume
Giftwirkung: Magen und Darmtrakt
Heilwirkung: Schweißtreibend, auch bei Gelenkrheumatismus hilfreich
Queraescitrin, siehe *Aesculin*
Raubasin, enthalten in Rauwolfia
Giftwirkung: Herz und Magen
Heilwirkung: Periphere Durchblutungsstörungen
Reserpin, enthalten in Rauwolfia
Giftwirkung: Herz und Magen
Heilwirkung: Blutdrucksenkung
Ricin, enthalten in Rizinus
Giftwirkung: Zerstörung der Blutzellen, Nierengift
Heilwirkung: Abführmittel
Robin, siehe *Acacin*
Sabinol-Öl, enthalten im Sadebaum
Giftwirkung: Brechdurchfall, Nierenschäden
Heilwirkung: Nur in der Tiermedizin
Saponine, enthalten u. a. im Echten Seifenkraut
Giftwirkung: Hämolyse
Heilwirkung: Auswurffördernd, Magenmittel
Scopolamin, enthalten in Tollkirsche, Bilsenkraut, Stechapfel
Giftwirkung: Lähmung der Sekretion, Halluzinationen
Heilwirkung: Gegen Erregungszustände, Parkinson'sche Krankheit und gegen Erbrechen
Solanin, enthalten im Schwarzen Nachtschatten, in Kartoffelpflanzen und anderen Nachtschattengewächsen
Giftwirkung: Durchfall, Atemlähmung
Heilwirkung: Homöopathisch zur Schmerzlinderung
Spartein, enthalten im Besenginster
Giftwirkung: Schädigung des Zentralnervensystems
Heilwirkung: Geburtsschwierigkeiten, Muskelbeeinflussung
Strychnin, enthalten in der Brechnuß
Giftwirkung: Starrkrampf
Heilwirkung: Schlafmittelvergiftung, Nervenberuhigung
Taraxacin, enthalten im Löwenzahn
Giftwirkung: Erbrechen, Durchfall, Herzrhythmusstörungen
Heilwirkung: Harntreibend, magenstärkend, vitaminreich
Thujon, enthalten im Rainfarn
Giftwirkung: Erbrechen, Blutungen, Krämpfe, Leberschäden
Heilwirkung: Würmer, Frauenkrankheiten
Viburnin, enthalten im Schneeball
Giftwirkung: Blutharnen, Erbrechen
Heilwirkung: Blutreinigung, schleimlösend
Violanin, enthalten im Feldstiefmütterchen
Giftwirkung: Erbrechen hervorrufend
Heilwirkung: Blutreinigungstee

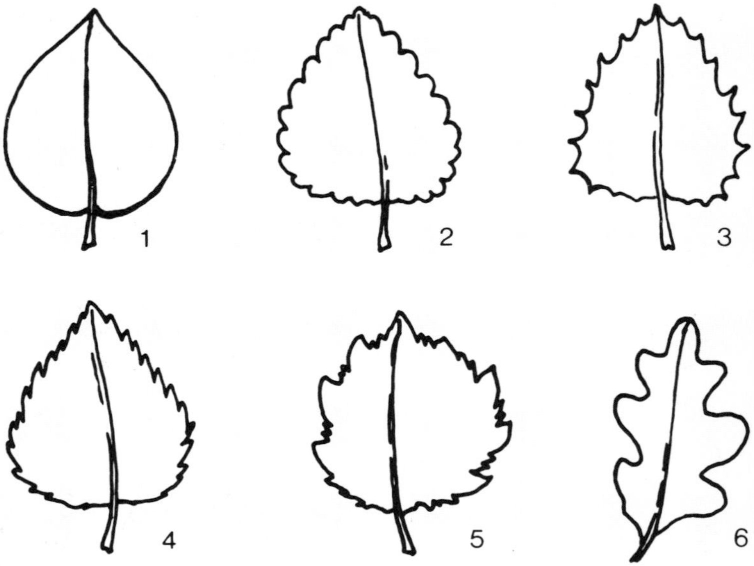

Blattränder: 1 ganzrandig, 2 gekerbt, 3 gezähnt, 4 gesägt, 5 doppelt gesägt, 6 gelappt

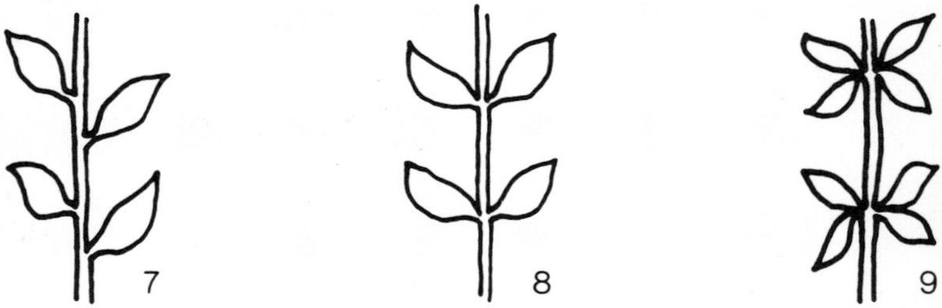

Blattstände: 7 wechselständig, 8 gegenständig, 9 quirlständig

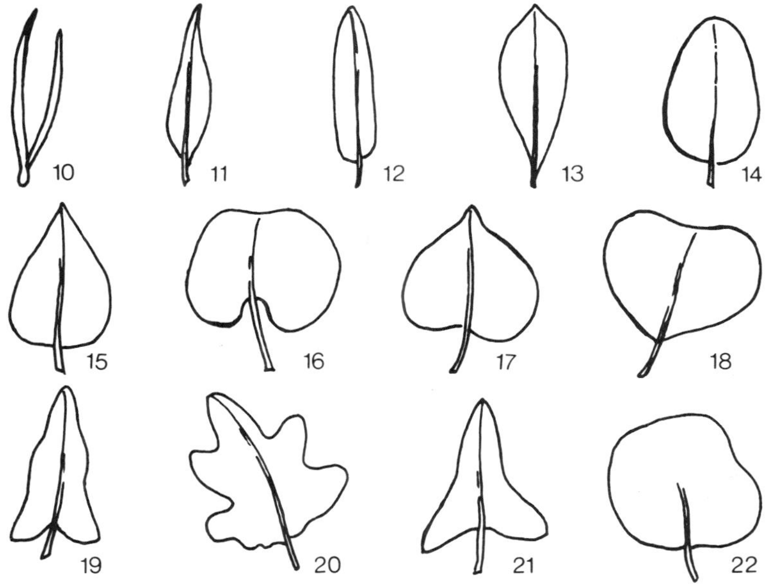

Blattformen:

10 nadelförmig
11 lanzettlich
12 linealisch
13 keilförmig
14 oval (eiförmig)
15 dreieckig
16 nierenförmig
17 herzförmig
18 verkehrt herzförmig
19 pfeilförmig
20 handförmig gelappt
21 spießförmig
22 schildförmig

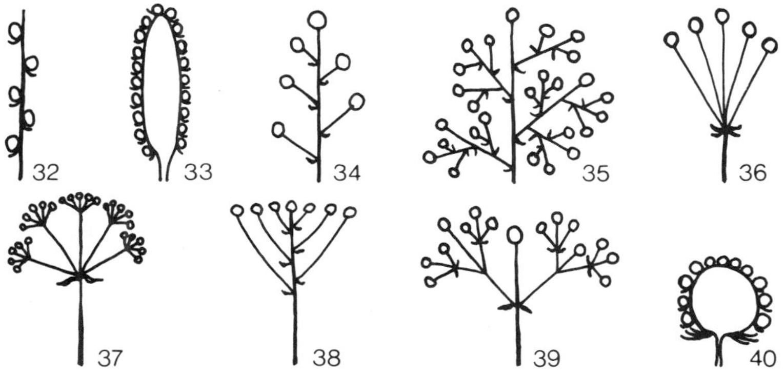

Blütenstände:

32 Ähre
33 Kolben
34 Traube
35 Rispe
36 Dolde
37 Trugdolde
38 Doldentraube
39 Doldenrispe
40 Köpfchen

Unterscheidungstabelle der weißblütigen Doldengewächse

Einige der am schwersten auseinanderzuhaltenden Blumen sind die sogenannten Dolden- und Trugdoldenblütler. Alle haben mehr oder weniger schirmförmige, vielblütige Blütenstände und oftmals auch ähnliche Blätter. Da unter ihnen verschiedene Arzneipflanzen sind, nachstehend eine Übersicht über die wichtigsten weißblühenden Arten.

Gemeine Schafgarbe.
Trugdolde, Einzelblütchen außen weiß oder rosa, innen gelb.
Echtes Mädesüß.
Trugdolde, Blüte weiß. Stiel beblättert, Blätter einf. gefiedert.
Kleine Bibernelle.
Zusammengesetzte Dolde, Stiel rund, fein gerillt. Stiel wenig beblättert.
Große Bibernelle.
Dolden, Stiel scharfkantig, gefurcht, Blätter einfach gefiedert.
Zaungirsch.
Zusammengesetzte, flache Dolden. Blätter einfach oder doppelt dreiteilig.
Wilde Möhre.
Dolden, in der Mitte eine schwarzpurpurne Blüte.
Giftschierling.
Dolden, Stengel blaubereift, unten rotfleckig, kahl. Pflanze riecht nach Mäusen.
Gift-Wasserschierling.
Dolden, Blätter 2–3fach fiederteilig, Fiedern lanzettlich und scharf gesägt.
Taumelkälberkropf.
Dolden, Stengel rotgefleckt, steifhaarig, kantig. Blätter doppelt gefiedert.
Wald-Brustwurz.
Dolden, Stengel rund, hohl, weißbereift, untere Blätter länger als 50 cm.
Wiesen-Bärenklau.
Dolden, Stiel kantig, gefurcht, steifhaarig, Pflanze riecht unangenehm.
Berghaarstrang.
Dolden, Stiel rund, fein gerillt, Blätter riechen aromatisch, untere Blätter 30 bis 40 cm lang, dreifach fiederteilig.
Sumpfhaarstrang.
Dolden, Stiel gefurcht, hohl, jung mit Milchsaft, Blätter 2–4fach fiederschnittig.
Wasserfenchel.
Dolden, im Wasser wachsend, Blätter 2–5fach fiederteilig.
Knollenkälberkropf.
Dolden, Blütenblätter zur Hälfte eingeschnitten, Blätter 3–4fach gefiedert.
Wiesenkümmel.
Dolden, Blätter riechen gerieben aromatisch, Blätter 2–3fach fiederteilig.
Hundspetersilie.
Dolden, Blätter petersilieähnlich, glänzend, gerieben nach Knoblauch riechend.
Wiesenkerbel.
Dolden, Blütenblätter fast rund, Hüllchenblätter bewimpert.

Hinweis zur Gliederung des Buches

Die Abbildungen und Beschreibungen sind nach den Blütenfarben geordnet:

1	gelb	Seite 18 bis 70
2	weiß	Seite 46 bis 98
3	weiß-rötlich	Seite 78 bis 86
4	rot	Seite 88 bis 118
5	blau	Seite 94 bis 110
6	lila-violett	Seite 96 bis 120
7	braun-braungrün	Seite 120 bis 126
8	grün	Seite 128 bis 130
9	blütenlose Pflanzen	Seite 132

Innerhalb der einzelnen Farbgruppen kommen jeweils zuerst die Bäume/Sträucher, danach kommen die Pflanzen mit vierzähligen, dann die mit fünfzähligen Blüten. Anschließend folgen die Korbblüten und schließlich die übrigen.

Besitzt eine Pflanze mehrfarbige Blüten (z. B. außen weiß, innen gelb), so suche man unter weiß und unter gelb!

Zeichenerklärung

+ = Giftig	(+) = Vergiftungsgefahr

● = Geschützte Pflanzen

Die mit einem blauen Punkt versehenen Pflanzen stehen unter Naturschutz und dürfen auf keinen Fall gepflückt werden (auch nicht teilweise).
Die geschützten Pflanzen wurden nach den Vorschriften der Bundesartenschutzverordnung (August 1980) gekennzeichnet. Zum Teil haben die einzelnen Bundesländer darüber hinausgehende Verordnungen (Rote Liste) erlassen, die ebenfalls zu beachten sind.

Sommerlinde

Tilia platyphyllos

Blüten gelb
Heilpflanze

Andere Namen: Großblättrige Linde, Dorflinde.
Baum: Bis zu 40 m Höhe.
Blüten: Gelb, zwitterig, fünfzeilig und stark duftend.
Blütenstand: Zwei- bis fünfblütige hängende Trugdolden.
Blütezeit: Juni.
Früchte: Kleine, fünfkantige, graugrüne, längsrippige Nüßchen. Kapselschalen fest.
Blätter: Wechselständig, herzförmig bis schief dreieckig, beiderseits behaart, am Rande gesägt.
Zweige: Junge Zweige behaart und glatt, später flachrissig.
Standort: Liebt guten Boden und wächst mit Vorliebe in Mittelgebirgslagen. Benötigt Wärme.
Wert: Der Tee aus den Blüten ist bei fieberhaften Erkrankungen von großem Wert.
Sammelzeit: Während der Blütezeit.

Traubenholunder (†)

Sambucus racemosa

Blüten gelbgrün
Heilpflanze

Andere Namen: Katelbeere, Roter Holunder, Hirschholunder.
Pflanze: Strauch bis zu 2,50 m Höhe.
Blüten: Sehr klein, gelbgrün, meist fünfstrahlig, duftend.
Blütenstand: Aufrechte, eiförmige Rispen.
Blütezeit: April, Mai.
Früchte: Erst grüne, dann rote, kleine, rundliche Beeren.
Blätter: Gegenständig, mit meist 5 Fiederblättchen, länglich, kurzgestielt, gesägt.
Zweige: Mit feinen Poren übersät, markig.
Standort: Im Gebirge, an Geröllhängen, häufig auch in der Ebene.
Wert: Gelegentlich noch bei fieberhaften Erkrankungen verwendet. Wirkt abführend. Die Samen der Beeren sind giftig. Nach der Entfernung des Samens kann man die Beeren zu Marmelade und Gelee verarbeiten (enthält Vitamin A und reichlich Vitamin C).
Sammelzeit: Sommer/Herbst.

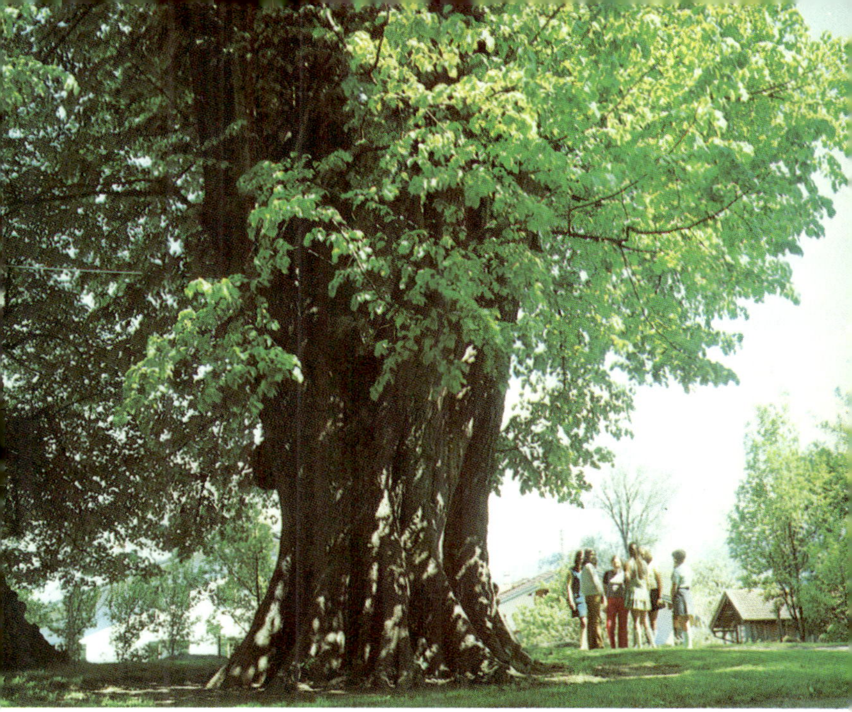

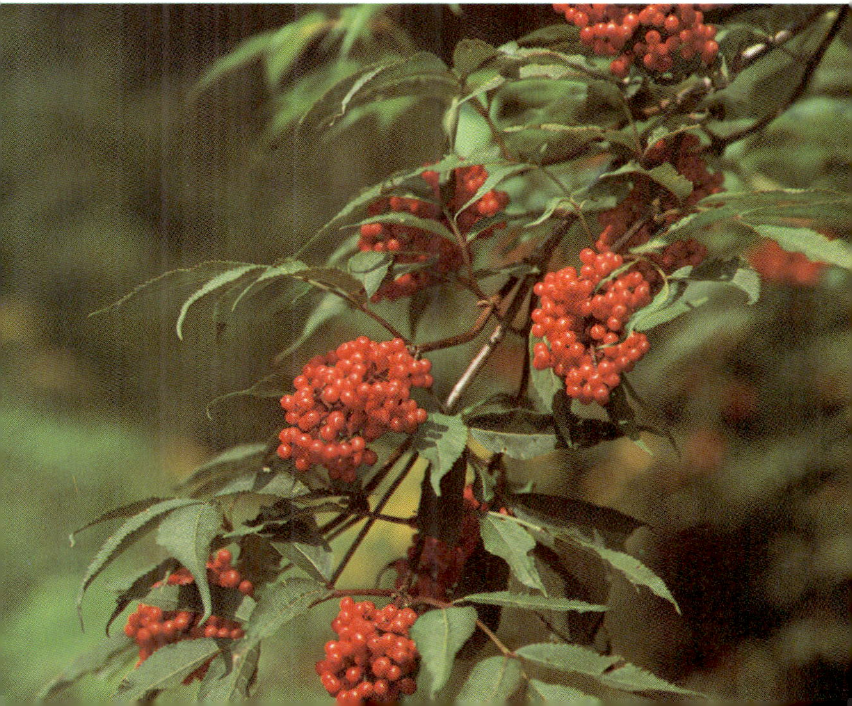

Wacholder

Juniperus communis

Blüte gelblich
Heilpflanze

Andere Namen: Machandel, Kranawitt.
Pflanze: Strauch oder Baum, bis 10 m hoch, gesellig wachsend.
Blüten: Zweihäusig. Männliche Blüte gelb, eiförmig; weibliche Blüte grünlich, knospenähnlich.
Blütenstand: Einzeln wachsend.
Blütezeit: April, Mai.
Früchte: Scheinbeeren, die erst im zweiten Jahr reifen. Sie sind zuerst grün, später dann schwarzblau bereift.
Blätter: Zu dritt in Quirlen stehende, stechende, spitze Nadeln.
Zweige: Rotbraun, stark verzweigt, öfter auch graubraun.
Standort: In Heiden, trockenen Wäldern, sandigen Gegenden.
Wert: Wacholderöl und Wacholdersaft erzielen gute Ergebnisse bei der Behandlung von Gicht, Rheuma, Geschwüren und Schwellungen. Der Tee aus Beeren und Sprossen wirkt wassertreibend.
Sammelzeit: Spätsommer (September bis November). Die Pflanze ist teilweise geschützt; das Sammeln der Beeren ist gestattet.

Eibe ✝

Taxus baccata

Blüten gelb bzw. grün
Arzneipflanze

Baum: Etwa 7–12 m hoch, selten höher. Stellenweise angepflanzt.
Blüten: Zweihäusig. Männliche Kätzchen gelblich, kugelig, schuppig, weibliche Blüten klein und grün, beide auf der Unterseite der Zweige wachsend.
Blütenstand: Männliche Blüte gehäuft (fast büschelig–doldig); weibliche Blüte einzeln.
Blütezeit: März, April.
Früchte: Rote, fleischige Scheinbeeren mit dunklen, hartschaligen Samennüßchen.
Blätter: Weiche, flache, spitze Nadeln, welche einzeln stehen und 2–3 cm lang sind.
Zweige: Rotbraun, rauhrissig.
Standort: Vorwiegend auf Kalkboden, im Gebirge; meist jedoch angepflanzt.
Wert: Der Wirkstoff wird nur in der Homöopathie gegen Gicht, Rheuma und Leberschäden verwendet. Die jungen Triebe, Nadeln und Samen enthalten das Taxin, ein bitteres giftiges, narkotisch wirkendes Alkaloid; der rote Becher ist genießbar.
Sammelzeit: Sollte nur von Spezialisten gesammelt werden. Holz, Rinde, Samen und Nadeln sind sehr giftig!

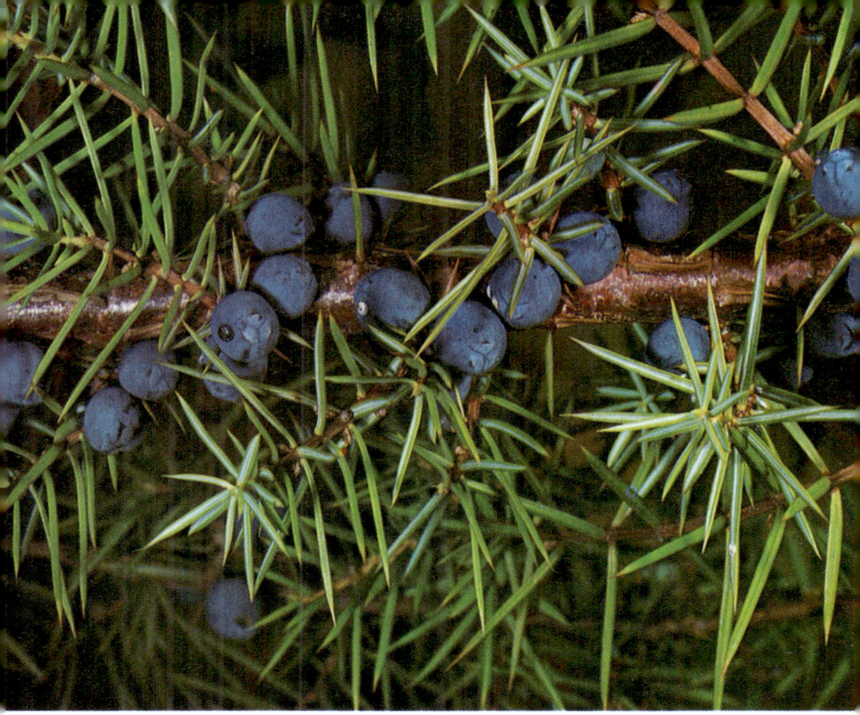

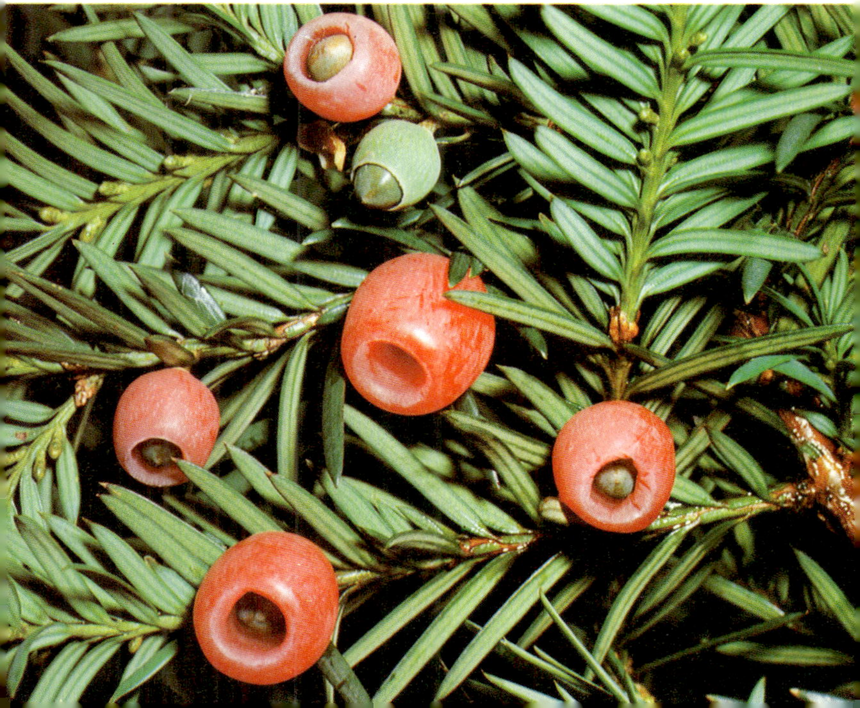

Gemeine Berberitze

Berberis vulgaris

Blüte gelb
Wildgemüse

Andere Namen: Sauerdorn, Saurach.
Pflanze: Bis zu 4 m hoher Strauch, meist angepflanzt.
Blüten: Goldgelb, sechszählig, mit besonders empfindlichen Staubblättern.
Blütenstand: Hängende, vielblütige Trauben.
Blütezeit: Mai bis Juni.
Früchte: Rote, länglich-runde, saure Beeren, die je 2–3 Samen enthalten.
Blätter: Verkehrt eiförmig, am Rande gesägt, meist büschelig an kurzen Stielen wachsend.
Zweige: Mit rötlicher Rinde, teilweise mit Dornen versehen.
Standort: Lichte Wälder, am Waldrand und in Mischgebüschen. Liebt kalkreiche, trockene, lockere Lehmböden.
Wert: Die Blätter werden wegen ihres Vitamingehalts für Wildgemüse verwendet, die Beeren geben eine gute Marmelade.
Sammelzeit: Blätter vor der Blüte, Beeren im Herbst.

Gemeine Nachtkerze

Oenothera biennis

Blüte gelb
Wildgemüse

Andere Namen: Zweijährige Nachtkerze, Siebenschläfer, Schinkenkraut.
Pflanze: 60–90 cm hoch, gesellig wachsend.
Blüten: Gelb, 3–5 cm Durchmesser, vierstrahlig.
Blütenstand: Ähre.
Blütezeit: Juni bis August.
Früchte: Enthalten Samen, die einen häutigen Rand besitzen.
Blätter: Im ersten Jahr wächst aus dem Boden eine Blattrosette aus länglich-runden, vorn zugespitzten Blättern. Die Stengelblätter des zweiten Jahres haben einen sehr kurzen Stiel.
Stengel: Mit haarigen Knötchen.
Wurzel: Fleischig, rübenförmig, außen rot.
Standort: Bahndämme, Schuttplätze.
Wert: Wurzeln als Gemüse, Blätter als Salat.
Sammelzeit: Blätter vor der Blüte, Wurzeln im Spätsommer.

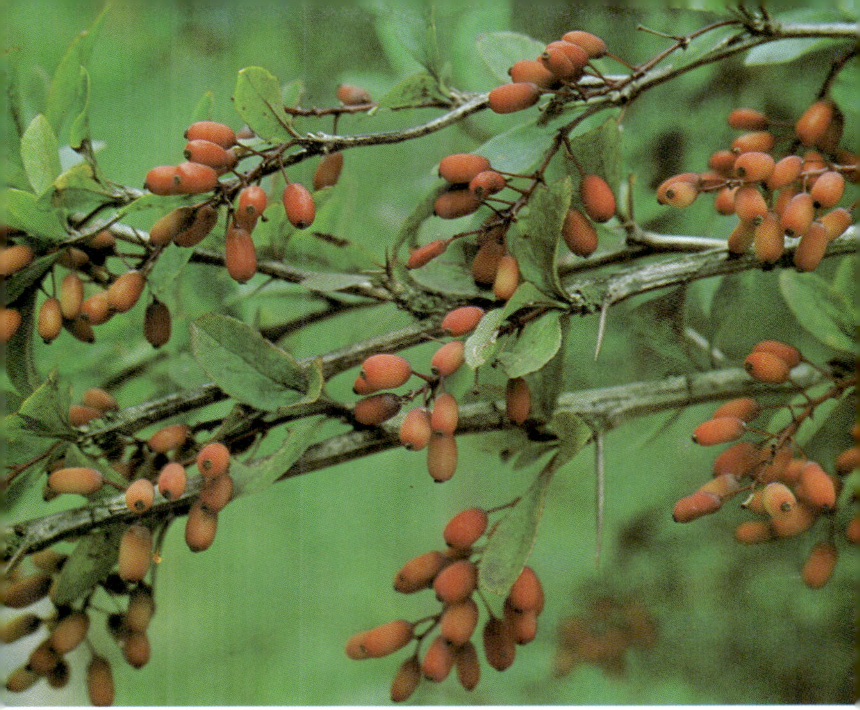
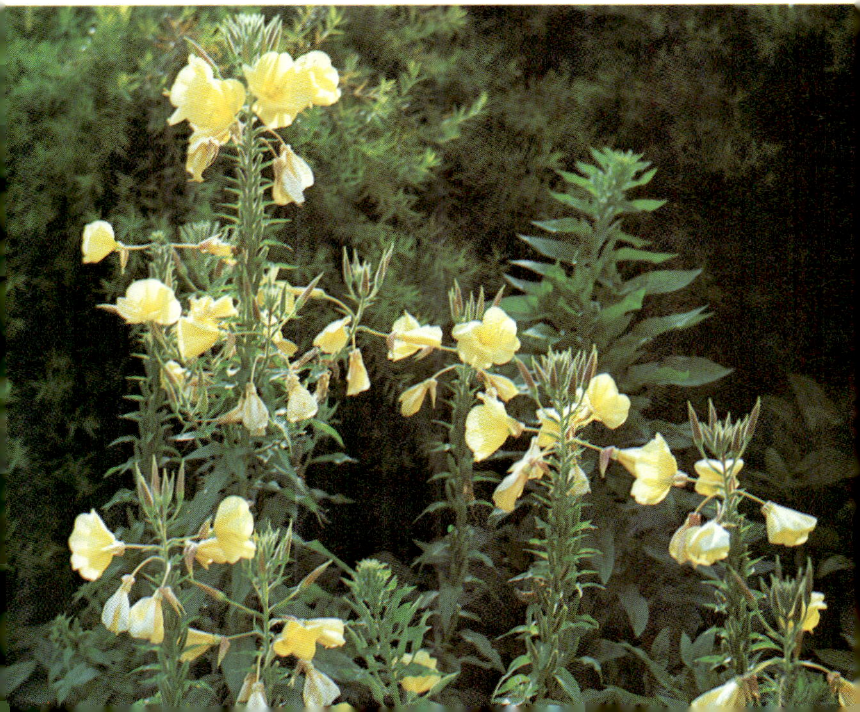

Großes Schöllkraut (✝)
Chelidonium majus

Blüte gelb
Arzneipflanze

Andere Namen: Schellwurz, Schwalbenkraut, Teufelskraut, Ziegentod.
Pflanze: 40–100 cm hoch, gesellig wachsend.
Blüten: Vierzählig, gelb, sie sehen in der Form aus wie kleine Mohnblüten.
Blütenstand: Kleine Dolden, aber auch endständige Einzelblüten.
Blütezeit: Mai bis August.
Früchte: Schotenähnliche, bis 5 cm lange Kapselfrüchte.
Blätter: Fiederspaltig, buchtig gekerbt bis fast gezähnt, etwas behaart oder auch kahl, auf der Unterseite blaugrün.
Stengel: Aufrecht, gabelig-verzweigt, oft stark behaart, mit gelbem Saft.
Standort: Auf Schuttplätzen, an Mauern, Hecken und Wegen.
Wert: Giftig. Eigenbehandlung sollte unterbleiben. Das Schöllkraut enthält Wirkstoffe gegen Leberleiden.
Sammelzeit: April und Mai junges Kraut.

Blutwurz
Potentilla erecta

Blüte gelb
Arzneipflanze

Andere Namen: Tormentill, Aufrechtes Fingerkraut, Ruhrwurz.
Pflanze: 20–30 cm hoch, gesellig wachsend.
Blüten: Gelb, vierzählig, etwa 1 cm groß.
Blütenstand: Einzeln in den Blattachseln, auf Stielchen wachsend.
Blütezeit: Mai bis August.
Früchte: Nußartige Sammelfrüchtchen.
Blätter: Meist dreizählig-gefingert, an den Stengeln oft fünfzählig, handförmig, am Rande gesägt.
Stengel: Niederliegend oder aufrecht.
Wurzel: Der schwarzbraune, walzenförmige Wurzelstock enthält ein rötliches Mark, das sternförmig angeordnet ist.
Standort: Besonders im Gebirge auf Weiden, in Torfmooren, auf Wiesen und in lichten Wäldern.
Wert: Bei Entzündungen, Blutergüssen und Wunden nimmt man die Abkochungen der Wurzeln, wogegen der Tee gut ist gegen Darmkatarrh.
Sammelzeit: Mai bis August Wurzelstock.

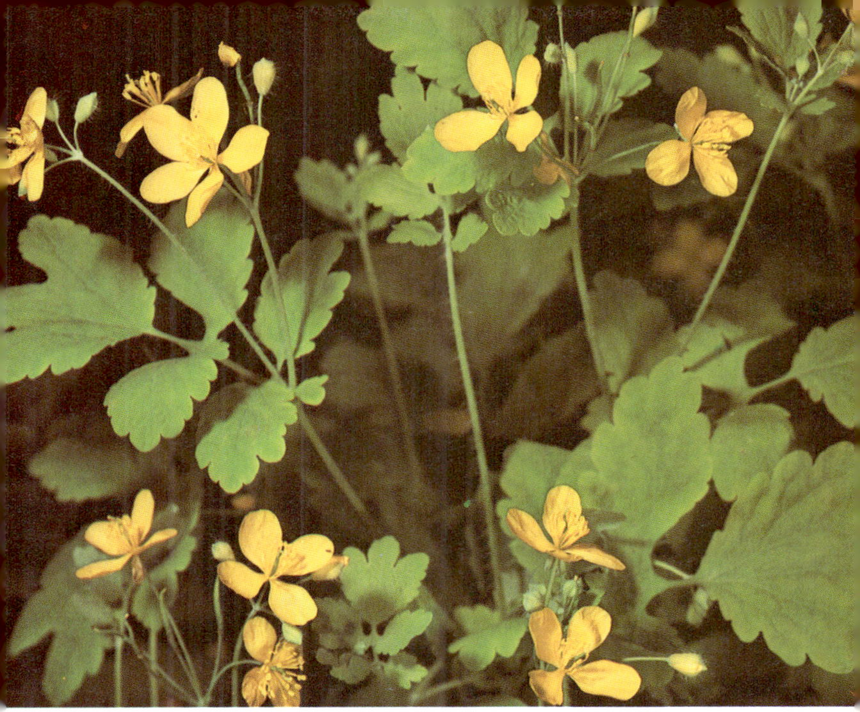

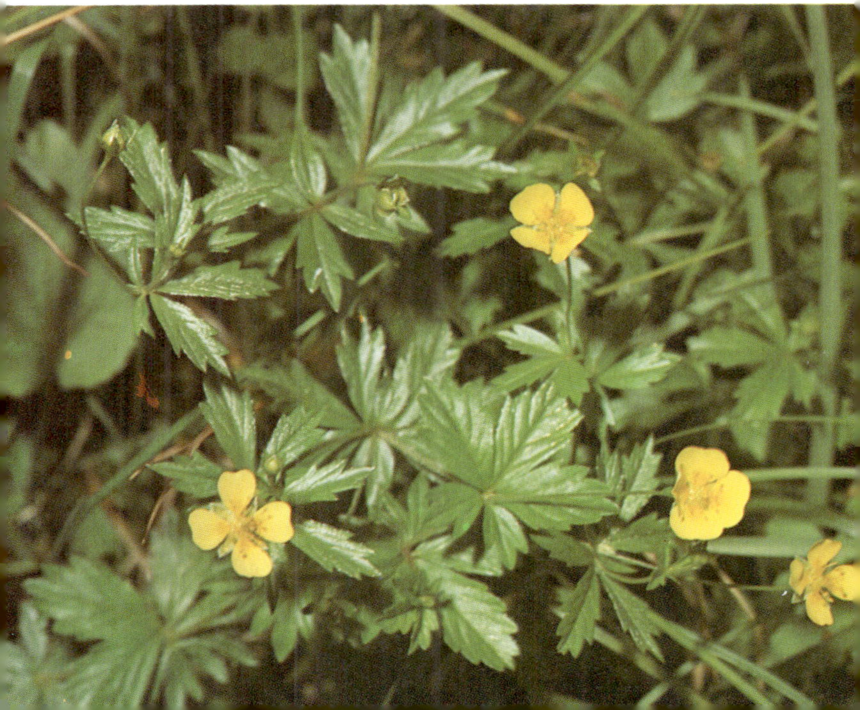

Kleinblütige Königskerze (links)

Verbascum thapsus

Blüte gelb
Arzneipflanze

Andere Namen: Fackelkraut, Unholdenkerze, Kleinblütiges Wollkraut.
Pflanze: 40–150 cm hoch, zerstreut.
Blüten: Schwefelgelb, etwa 2 cm breit, fünfstrahlig, wohlriechend, am Ende des Stengels in Form einer Ähre angeordnet.
Blütenstand: Dicht drüsig behaarte Traube.
Blütezeit: Juli bis September.
Früchte: Kapseln, die mit 2 Klappen aufspringen.
Blätter: Gelbfilzig, am Stengel herablaufend, kleingekerbt, länglich. Sie werden nach oben zu immer kleiner, so daß die Pflanze pyramidenförmig aussieht.
Stengel: Aufrecht.
Standort: Wegränder, Bahndämme, Schuttplätze und am Waldrand. Wärmeliebend.
Wert: Tee gegen Fieber, Schleimhauterkrankungen und Husten (Blüten durch ein Tuch seihen, damit keine der feinen Härchen mit in den Tee kommen).
Sammelzeit: Juli bis August.

Großblütige Königskerze (rechts)

Verbascum densiflorum

Blüte gelb
Arzneipflanze

Die Großblütige Königskerze unterscheidet sich von der bereits beschriebenen Kleinblütigen Königskerze durch etwas größere Gestalt (70–200 cm hoch), größere (3–4 cm Breite) Blüten und etwas andere Blütenform.
Ihr Heilwert ist der gleiche wie bei der Kleinblütigen Königskerze.

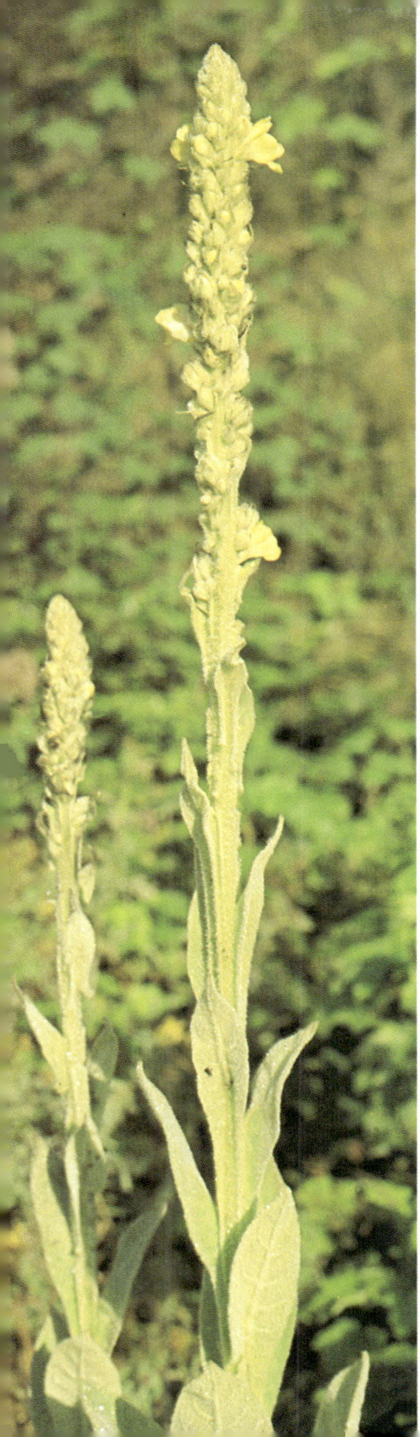
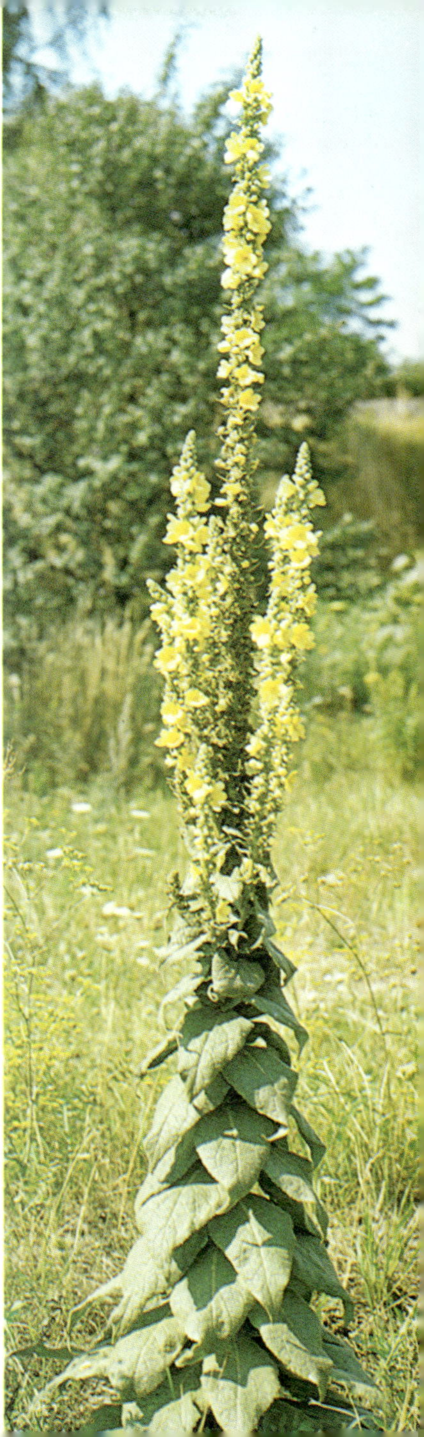

Gelber Enzian

Gentiana lutea

Blüte goldgelb
Arzneipflanze

Andere Namen: Bitterwurz, Fieberwurz.
Pflanze: Bis 1,50 m hoch. Wächst gesellig.
Blüten: Goldgelb, fünf- bis sechsteilig.
Blütenstand: Achselständige Trugdolden.
Blütezeit: Juni bis August.
Früchte: Winzige, etwa 1 Milligramm schwere Samen.
Blätter: Ellyptisch, bläulichgrün, paarweise gegenständig.
Wurzel: Bis 1 Meter lang und 6 kg schwer. Sie enthält Bitter- und Gerbstoffe.
Standort: Auf Gebirgswiesen, oft auch angepflanzt zur Schnapsgewinnung.
Wert: Tee, Pulver und Kaltauszüge bei Appetitlosigkeit, Magenschwäche und Verdauungsschwierigkeiten.
Sammelzeit: Die Pflanze steht unter Naturschutz!

Fenchel (Bild Seite 30)

Foeniculum vulgaris

Blüte gelb
Arznei- und Würzpflanze

Pflanze: Bis 2 Meter hoch, gesellig wachsend.
Blüten: Gelb. Einzelblüten sehr klein.
Blütenstand: Doldenblüte (zusammengesetzte Dolde).
Blütezeit: Mitte Juni bis Ende September.
Früchte: Enthalten kleine, aromatisch duftende Samen.
Wurzel: Aus der langen, rübenartigen, gelblichen Wurzel entwickeln sich im ersten Jahr nur schmale, gefiederte Blätter in Bodennähe.
Stengel: Kräftig, dunkelgrün, aufrecht wachsend und gabelig verzweigt.
Blätter: Mehrfach gefiedert, nadelförmig-lanzettlich, auf langen Scheiden sitzend.
Standort: Wiesen, Weinberge; vielfach angebaut.
Wert: Wirkt schleimlösend, krampflindernd, harntreibend. Bei Magen- und Darmstörungen und auch bei Erkältungskrankheiten sehr heilsam (Tee, Aufgüsse, auch Augenspülungen).
Sammelzeit: August – September die Samen, September – Oktober die Wurzelsprosse.

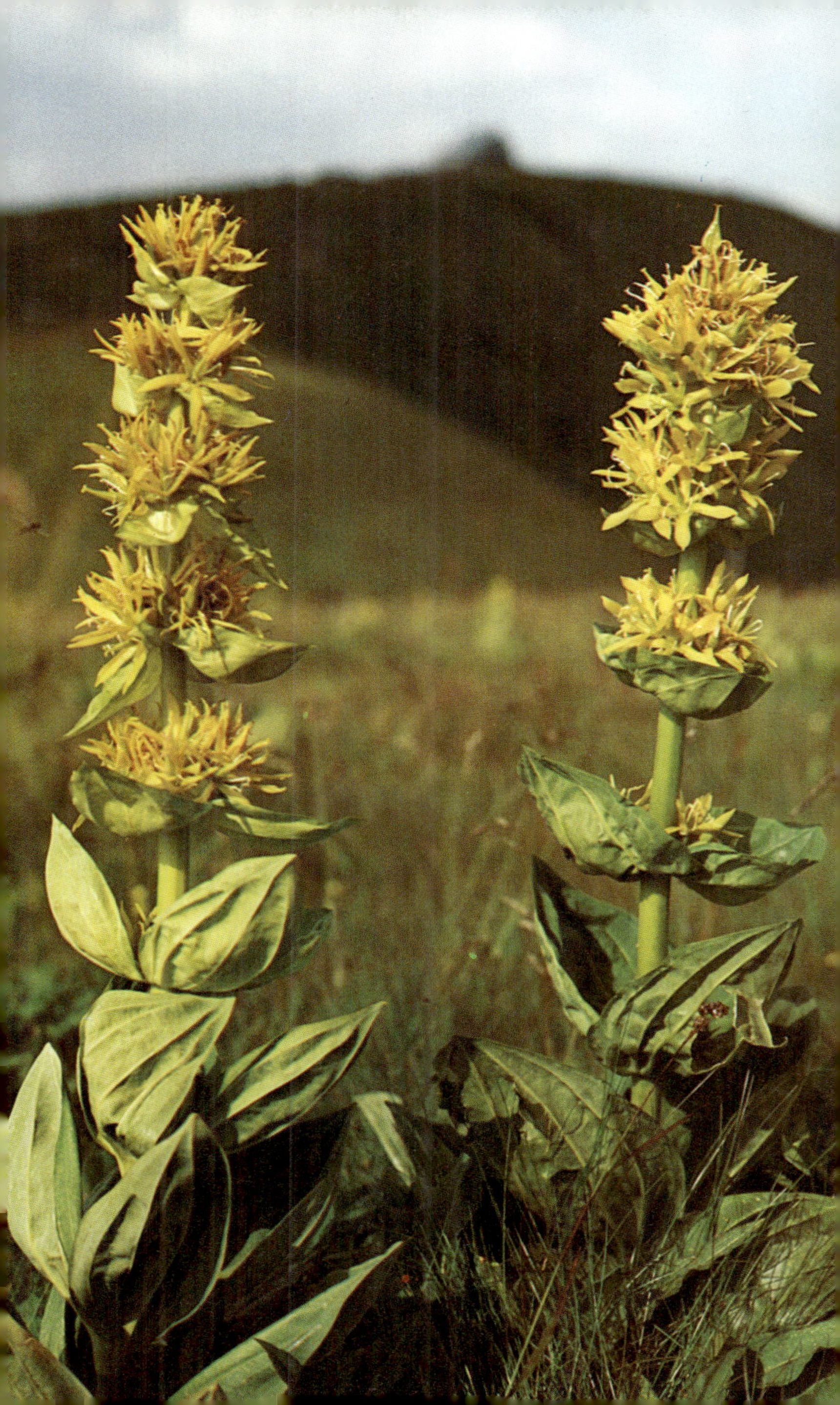

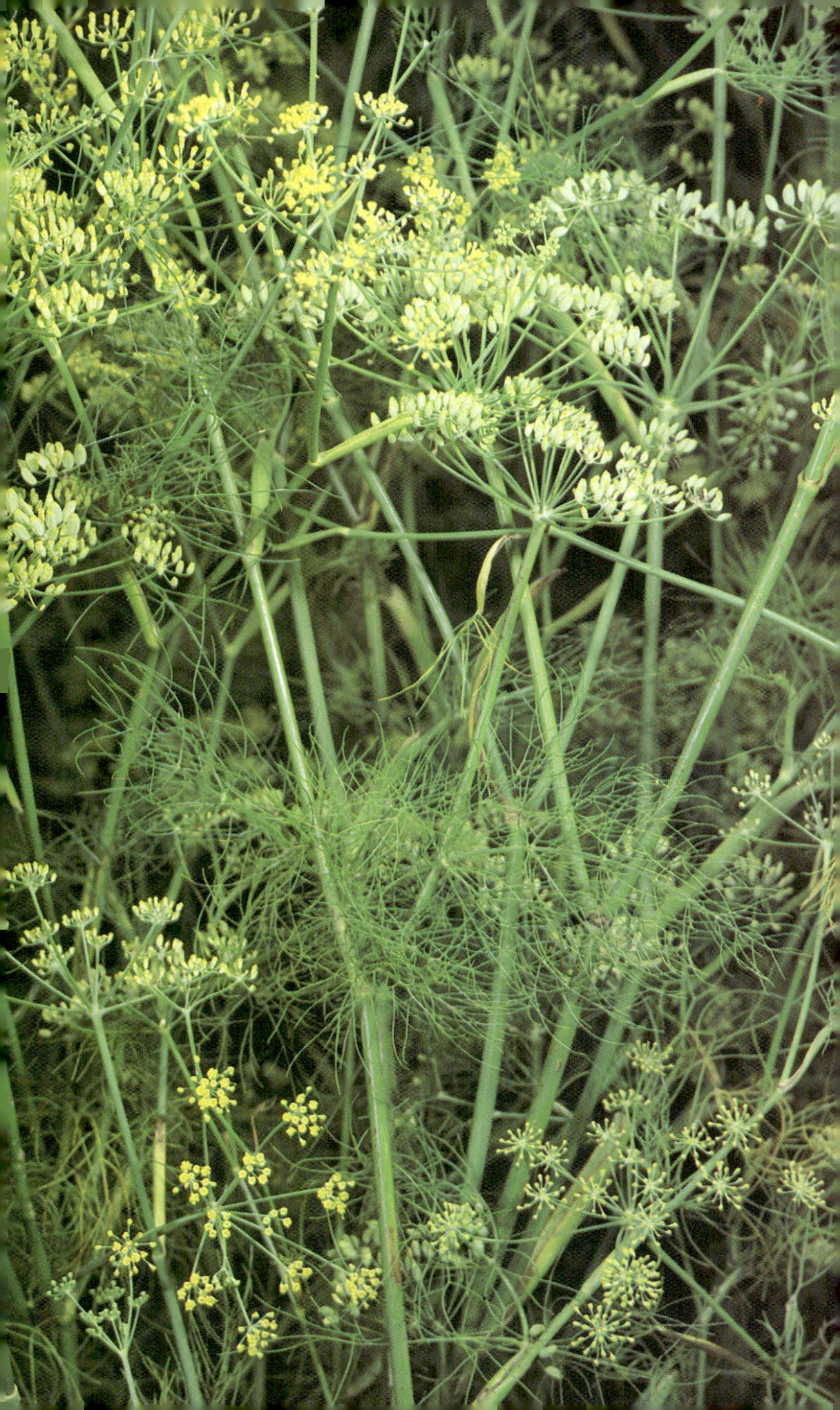

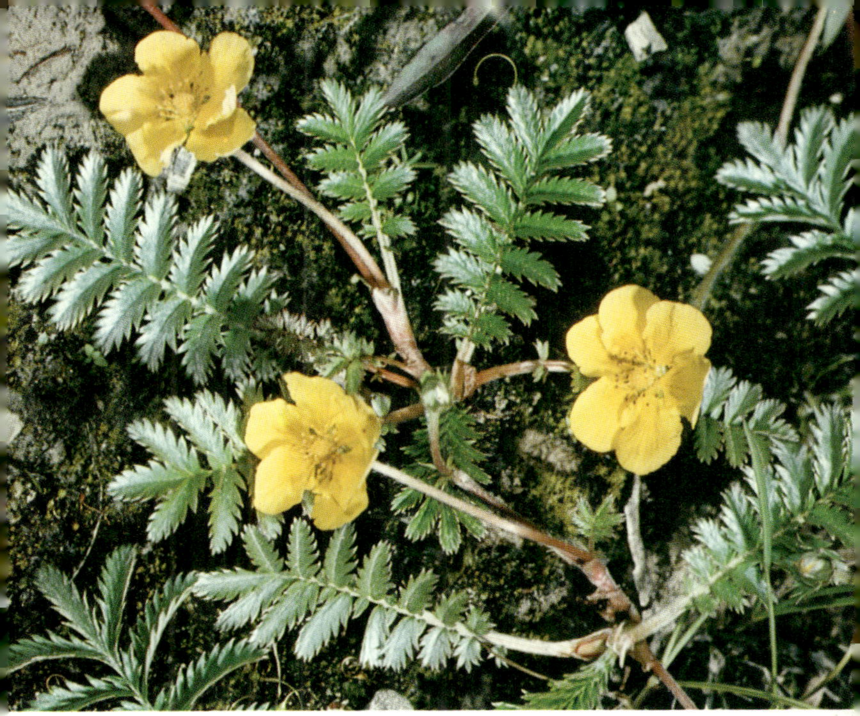

Gänsefingerkraut

Potentilla anserina

Blüte gelb
Wildgemüse

Andere Namen: Anserine, Gänserich, Krampfkraut.
Pflanze: 15–50 cm hoch, gesellig wachsend.
Blüten: Gelb, fünfzählig, bis 2 cm Durchmesser, einzeln auf langen Stielen wachsend.
Blütenstand: Einzeln und endständig.
Blütezeit: Mai bis August.
Früchte: Kleine, trockene Nüßchen.
Blätter: Vielpaarig gefiedert, gegenständig, mit länglichen, tief gesägtrandigen Teilblättchen, Unterseite silbrig glänzend und behaart.
Wurzel: Kurzer, holziger Wurzelstock.
Stengel: Kriechend bis aufsteigend.
Standort: Wege, Bahndämme, Wegränder, Schuttplätze und Ufer.
Wert: Vitaminreiches Wildgemüse (Blätter vor dem Blühen sammeln). Ferner Heilmittel bei Durchfällen.
Sammelzeit: April – Mai.

Bild links: **Fenchel**
(Beschreibung Seite 28)

Tüpfel-Hartheu

Blüte gelb
Hypericum perforatum
Arzneipflanze

Andere Namen: Johanniskraut, Gottesgnadenkraut, Hexenkraut, Blutblume.
Pflanze: 30–60 cm hoch, gesellig wachsend.
Blüten: Gelb, fünfstrahlig mit büscheligen Staubblättern. Die Blütenblätter sondern beim Reiben einen roten Saft ab.
Blütenstand: Scheindolde (Doldenrispe).
Blütezeit: Ende Juni bis September.
Früchte: Dreifächerige, vielsamige Kapseln.
Blätter: Gegenständig, oval-länglich, durchsichtig-punktiert.
Stengel: Aufrechtstehend, zweikantig, bis zu 50 cm hoch.
Standort: Wälder, Waldränder, Kahlschläge, Wiesen, Heiden.
Wert: Tee als Heilmittel gegen Frauenkrankheiten, Gastritis, Leberleiden und Rheumatismus.
Sammelzeit: Juni bis September nur blühendes Kraut, manchmal auch Blüten.

Weinbergsnelkwurz

(Bild Seite 34)

Blüte gelb
Geum urbanum
Wildgemüse (Arzneipflanze)

Andere Namen: Echte Nelkenwurz, Benediktenkraut.
Pflanze: 30 – 50 cm hoch, gesellig wachsend.
Blüten: Gelb, fünfzählig. Zwischen den Kronenblättern ragen die Kelchblattzipfel hervor.
Blütenstand: In lockeren Rispen wachsende Blüten.
Blütezeit: Mai bis August.
Früchte: Klein, fast igelartig wegen der gekrümmten, überständigen Griffel.
Blätter: Unregelmäßig, einfach gefiedert mit etwas größeren Endblättchen. Die oberen Blätter sind fast stiellos und handförmig.
Stengel: Stark verästelt.
Wurzel: Kurzer, dicker Wurzelstock, riecht angenehm nach Gewürznelken.
Standort: Laubwälder, Waldrand, Schuttplätze, Weinberge. Liebt stickstoffhaltigen Boden.
Wert: Die Blätter werden für Wildspinat, die Wurzeln für bestimmte Darmerkrankungen verwendet.
Sammelzeit: Blätter im Frühjahr, Wurzeln im Sommer oder Herbst.

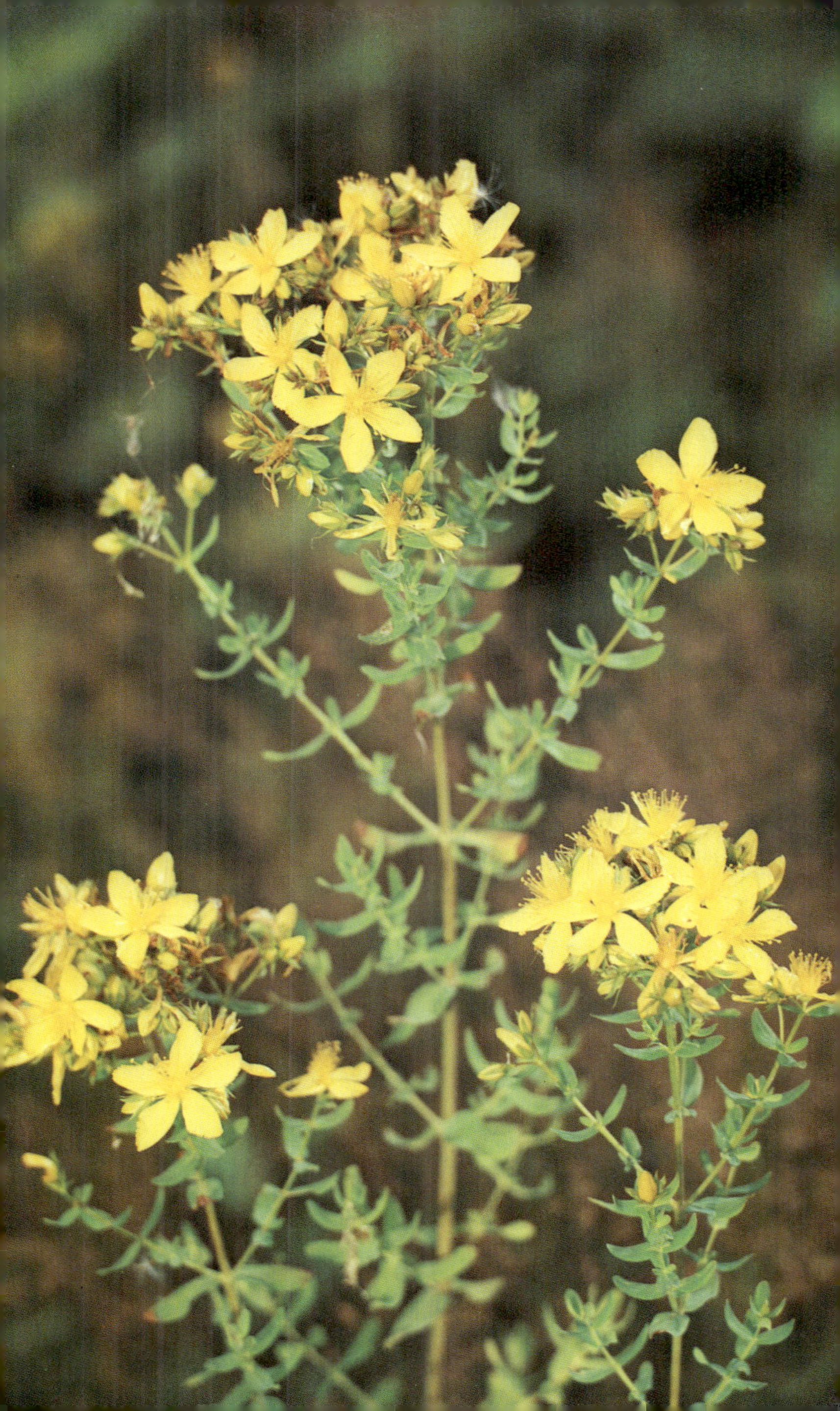

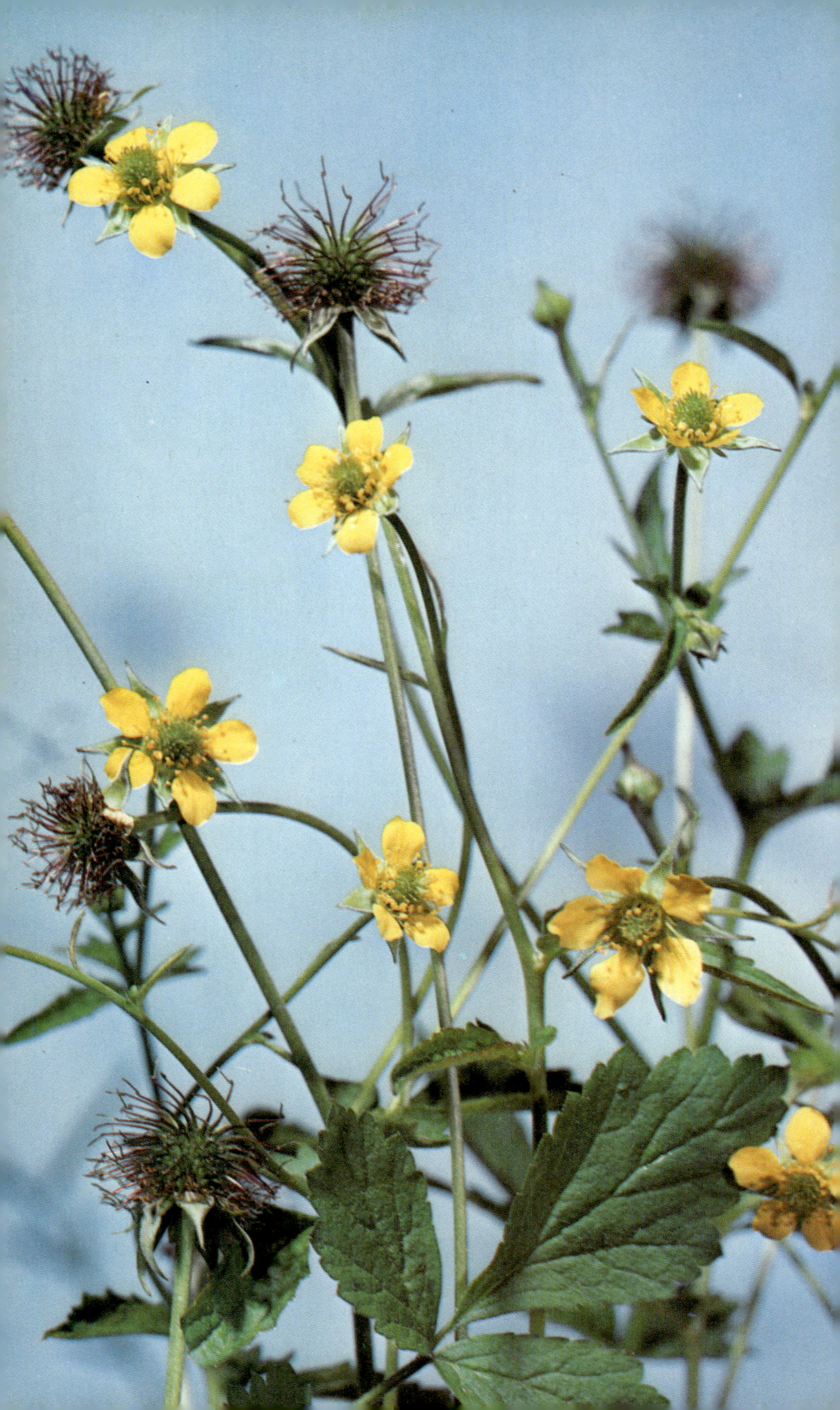

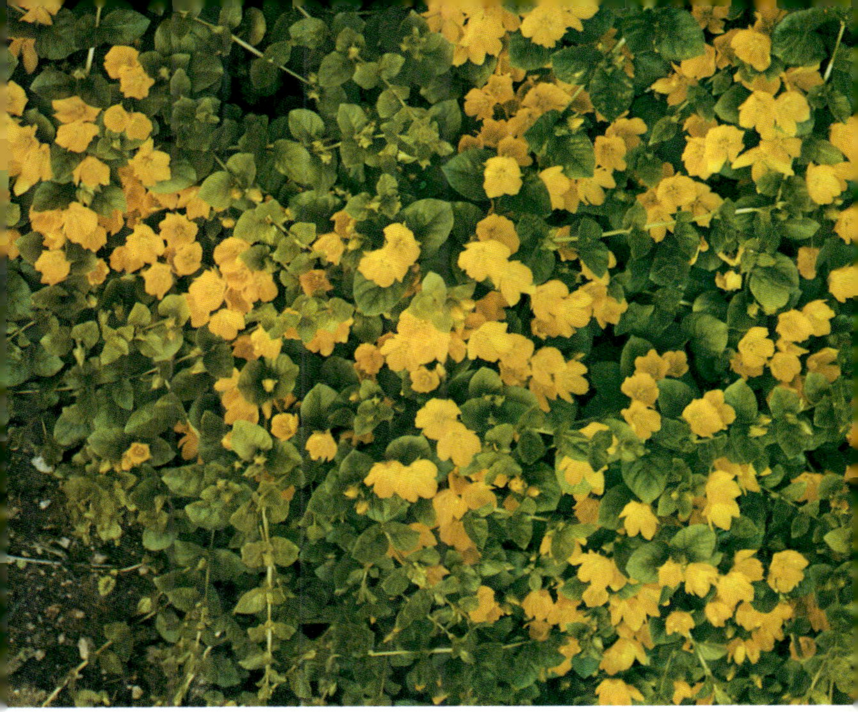

Pfennig-Gilbweiderich

Lysimachia nummularia

Blüte gelb
Heilpflanze

Andere Namen: Hellerkraut, Pfennigkraut, Rundblättriger Gilbweiderich.
Pflanze: Etwa 10 – 25 cm hoch, gesellig wachsend.
Blüten: Zitronengelb, innen meist rotpunktiert, fünfzählig.
Blütenstand: Blüten einzeln oder zu zweit blattachselständig.
Blütezeit: Juni bis Juli.
Früchte: Kleine Kapseln mit Klappen aufreißend.
Blätter: Gegenständig, rund bis eiförmig, wellig, glattrandig.
Stengel: Liegend oder aufsteigend.
Standort: Wiesen, feuchte Äcker, Wegränder.
Wert: Nur noch wenig bei bestimmten Darmerkrankungen gebraucht.
Sammelzeit: Frühling.

Bild links: **Weinbergsnelkwurz**
(Beschreibung Seite 32)

Schlüsselblume

Primula officinalis (P. veris)

Blütenfarbe gelb
Arzneipflanze

Andere Namen: Echte Primel, Himmelsschlüssel, Gichtblume.
Pflanze: 15 – 30 cm hoch, in kleineren oder größeren Beständen.
Blüten: Goldgelbe, orange-gefleckte, fünfzählige Blüte.
Blütenstand: Einseitswendige Dolde.
Blütezeit: März bis Mai.
Früchte: Kleine Kapselfrüchte.
Blätter: Rosettenartig, länglich-eiförmig und runzelig. Sie sind am Rande gekerbt und durch starke Adern aderig-gemustert.
Stengel: Kahl, gerade aufsteigend.
Wurzel: Kurz, dick. Sie steht teilweise unter Naturschutz und darf nur mit Erlaubnis der Behörden zu Heilzwecken ausgegraben werden. Das Pflücken eines kleinen Straußes ist jedoch erlaubt.
Standort: Auf Bergwiesen und an lichten Stellen im Wald.
Wert: Heilsam bei Erkältungskrankheiten, Rheuma und Gicht. Verwendet werden Wurzeln, Blätter und Blüten.
Sammelzeit: Die Pflanze steht unter Naturschutz!

Gemeiner Beifuß

Artemisia vulgaris

Blüte gelblich bis rotbraun
Arznei- und Gewürzpflanze

Andere Namen: Wilder Wermut, Weiberkraut, Sonnwendkraut.
Pflanze: Bis 1,50 m hoch, gesellig wachsend.
Blüten: Gelblichgrüne bis rotbraune Röhrenblüten, aromatisch duftend, traubenförmig angeordnet.
Blütenstand: Traubig-ährig angeordnete kleine Körbchen.
Blütezeit: Juli/August.
Früchte: Winzige, bräunliche Samen.
Blätter: Fiederteilig, oben grün, unten weißfilzig, ganzrandig.
Stengel: Oft rötlich überhaucht, aufrecht, ästig.
Wurzel: Dünne, braune Wurzeln, die innen weiß sind.
Standort: Wege, Schuttplätze, Waldrand, stickstoffliebend.
Wert: Aufgüsse oder Abkochungen sind sehr heilsam bei Durchfall, Erbrechen und bei allgemeiner Schwäche. Auch für Galle und Magen ist er in kleinen Mengen zu empfehlen.
Sammelzeit: Blühendes Kraut im Frühling, die Wurzeln im Herbst. Die Blütenknospen dienen als Gewürz.

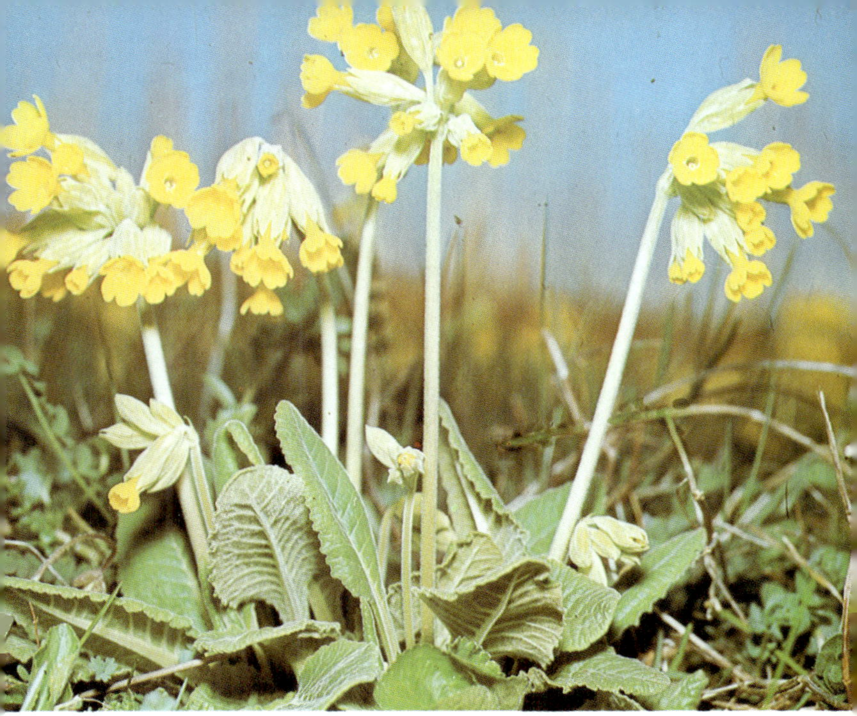

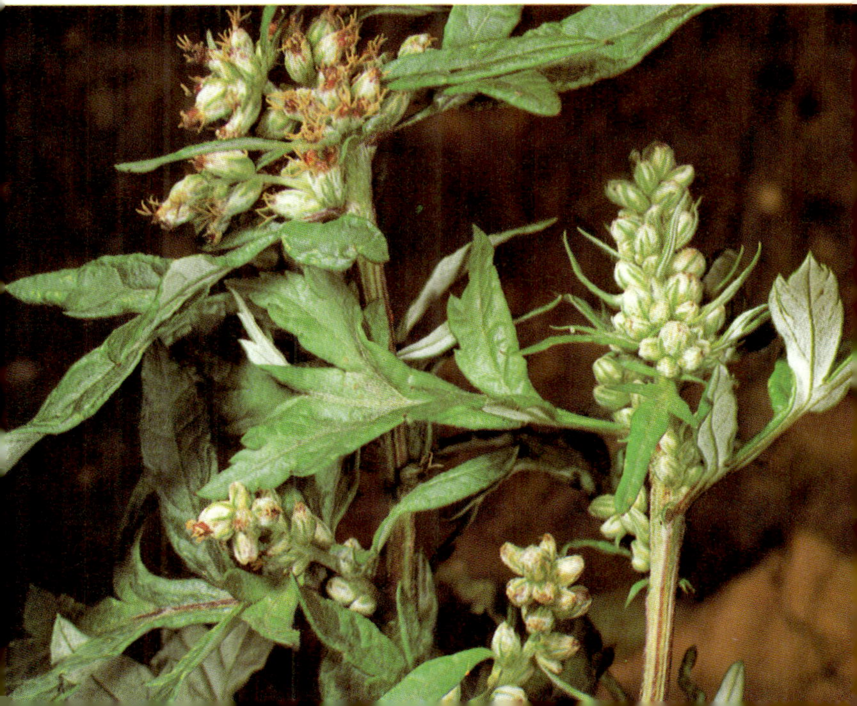

Gemeiner Rainfarn (+)
Tanacetum vulgare

Blüte gelb
Arzneipflanze

Andere Namen: Wurmtod, Wurmkraut, Raingerte.
Pflanze: 60 – 130 cm hoch, gesellig wachsend, Geschmack bitter.
Blüten: Röhrenförmige Korbblütchen, die gelb bis goldgelb sind.
Blütenstand: Trugdoldig angeordnete, kleine Körbchen.
Blütezeit: Juli bis September.
Früchte: Kleine, längliche, leicht gefurchte Samen.
Blätter: Farnartig, doppelt fiederteilig mit gesägten Teilblättchen. Die ganze Pflanze riecht unangenehm.
Stengel: Aufrecht, im oberen Teil mehrfach gegabelt, kantig, hohl.
Wurzel: Starker, bräunlichschwarzer Wurzelstock.
Standort: Wege und Schuttplätze, auch an Waldrändern. Liebt nährstoffreiche Lehmböden.
Wert: Vergiftungsgefahr! Wird zu Wurmmitteln und gegen Krampfadern verwendet.
Vor übermäßigem Gebrauch sei gewarnt!
Sammelzeit: Blüten und Blätter im Sommer. Keine Samen!

Berg-Wohlverleih (+) ●
Arnica montana

Blüte gelb
Arzneipflanze

Andere Namen: Arnika, Mutterwurz, Johannisblume.
Pflanze: Höhe 30 – 60 cm; gesellig wachsend.
Blüten: Goldgelbe Zungenblüten, die in einem Körbchen wachsen. Im Innern der Blüte dagegen befinden sich Röhrenblüten. Der Fruchtknoten besitzt eine Haarkrone.
Blütenstand: Endständige Korbblüte.
Blütezeit: Juni bis Juli.
Früchte: Kleine, dunkelbraune, kurz behaarte Nüßchen.
Blätter: Grundblätter in der Regel rosettig, an den Stengeln 1 – 2 Paar gegenständiger Blätter. Die Blätter sind verkehrt-eiförmig bis oval-zugespitzt, fast ganzrandig.
Stengel: In der Regel unverzweigt und behaart. Wurzelstock duftend.
Wurzel: Wurzelstock mit waagrechten Würzelchen, die an den Enden Knospen bilden.
Standort: Im Mittelgebirge und in den Alpen auf feuchten Wiesen mit torfigem Untergrund.
Wert: Heilmittel bei Quetschungen, Entzündungen und Rheuma.
Vorsicht bei übermäßigem Gebrauch; Vergiftungsgefahr!
Sammelzeit: Die Pflanze steht unter Naturschutz!

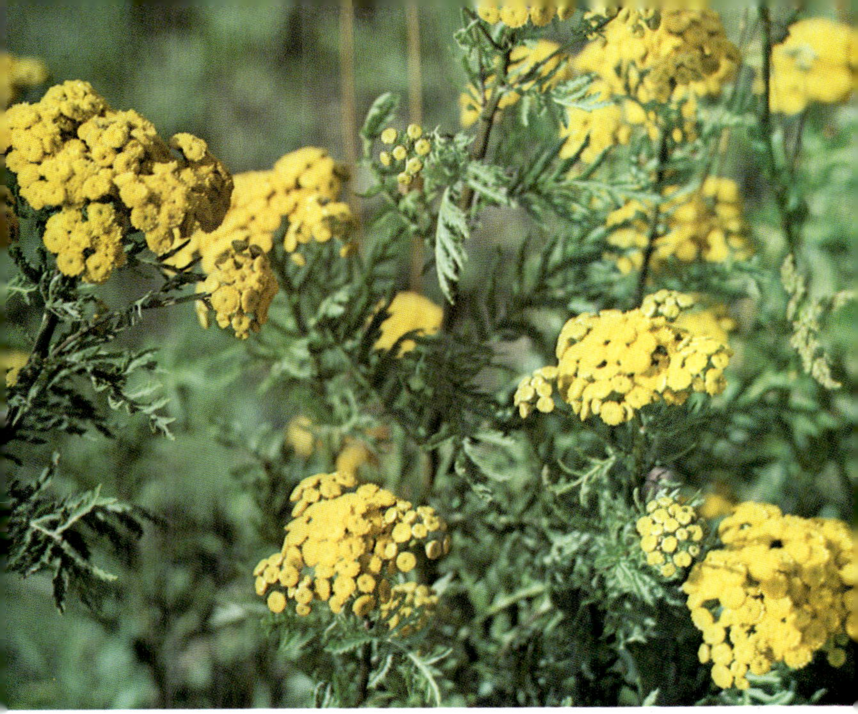

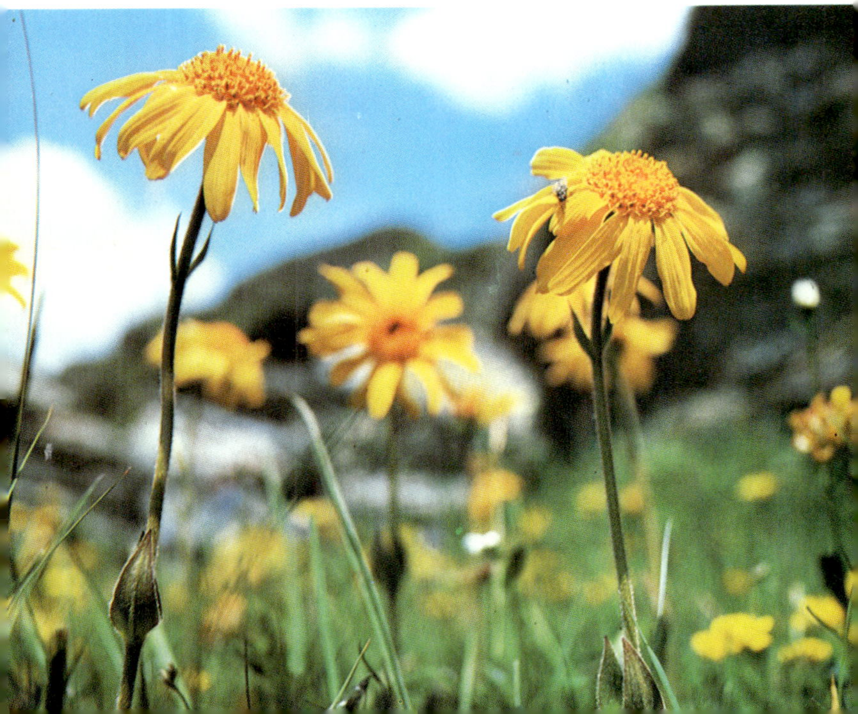

Gemeines Kreuzkraut +

Senecio vulgaris

Blüte gelb
Arzneipflanze

Andere Namen: Greiskraut, Würgkraut.
Pflanze: 15 – 50 cm hoch, gesellig wachsend.
Blüten: Korbblütler mit gelben Röhrenblüten. Vor dem Aufblühen sind die Blüten fast kegelig.
Blütenstand: Rispig angeordnete Körbchen.
Blütezeit: März bis Oktober.
Früchte: Ähnlich wie beim Löwenzahn bilden sich haarbüschelartige Kügelchen, deren silberiger Glanz wohl zu dem Namen Greiskraut führte.
Blätter: Sie haben eine gewisse Ähnlichkeit mit Löwenzahnblättern, wachsen zerstreut am Stengel, sind fiederteilig und meist spinnwebartig behaart.
Stengel: Aufrecht, fast glatt.
Standort: Auf Äckern, Schuttplätzen und Wiesen. Liebt stickstoffhaltige Böden.
Wert: Das blühende Kraut wird in kleinen Mengen bei Leberschwäche angewandt. Die ganze Pflanze enthält mehrere giftige Alkaloide, bei übermäßigem Genuß können schwere Leberschäden entstehen.
Sammelzeit: Sommer und Herbst.

Gemeiner Löwenzahn

Taraxacum officinale

Blüte gelb
Arzneipflanze/Wildgemüse

Andere Namen: Butterblume, Kuhblume, Kettenblume, Pusteblume, Milchblume.
Pflanze: 10 – 50 cm hoch, gesellig als Unkraut wachsend.
Blüten: Gelbe Zungenblütchen.
Blütenstand: Korbblüte.
Blütezeit: April bis Oktober.
Früchte: Weißliche »Kugel« mit fächerig-gestielten, bräunlichen Samen.
Blätter: Grundständig, rosettenartig, schrotsägeförmig.
Wurzel: Die pfahlartige Wurzel dringt tief ins Erdreich.
Stengel: Blattlos, röhrig, mit weißem, bitterem Milchsaft, der auf der Haut braune Flecken hinterläßt.
Standort: Fast überall wachsend. Sehr anspruchslos.
Wert:
a) Waschungen und Tees gegen Augenentzündungen, Blutarmut, Hämorrhoiden u. a.
b) Innere Blätter als Wildsalat (sehr vitaminhaltig). Frischer Preßsaft ist am wertvollsten.

Sammelzeit: Im März und Mai die jungen Blätter, im September und Oktober auch andere Blätter und Wurzeln.

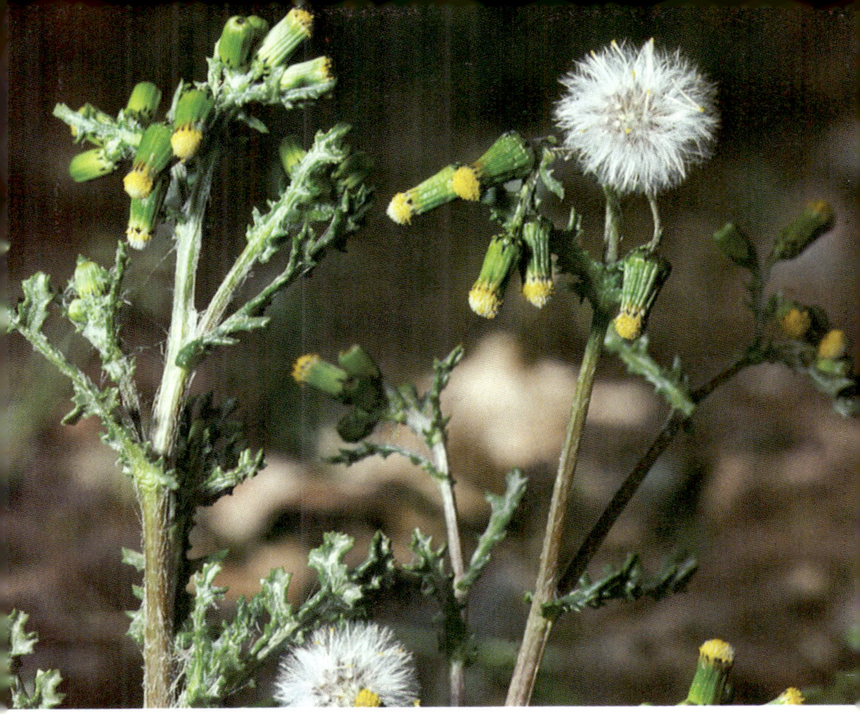

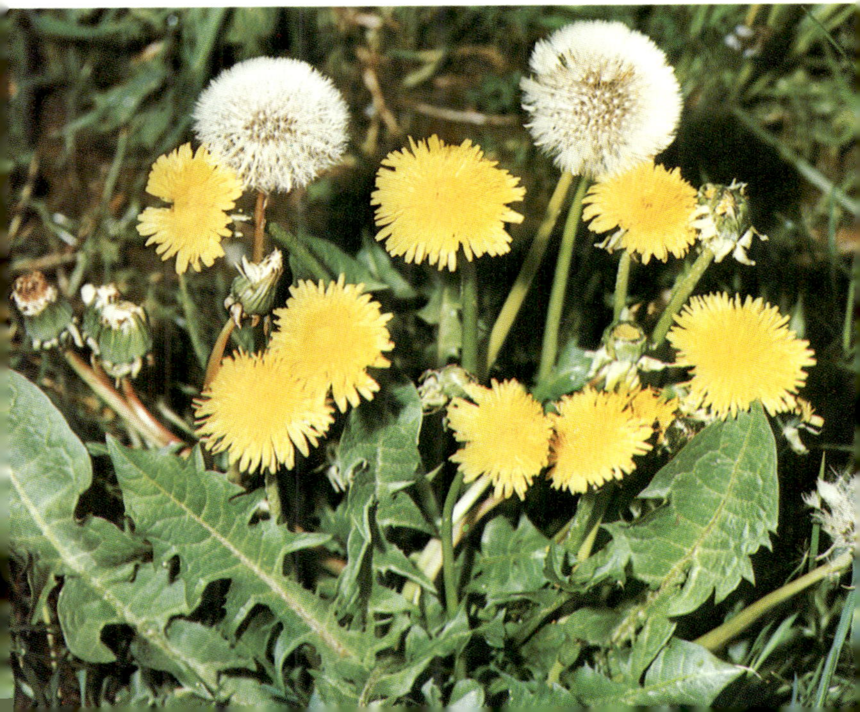

Huflattich

Tussilago farfara

Blüte gelb
Wildgemüse (Arzneipflanze)

Andere Namen: Brustlattich, Roßhuf, Ackerlattich.
Pflanze: Blütenstengel (vor den Blättern erscheinend) 6 – 10 cm lang, übrige Pflanze bis 35 cm hoch, bisweilen noch wesentlich höher, gesellig wachsend.
Blüten: Gelbe Korbblüte, die nach der Blütezeit nach unten hängt.
Blütenstand: Endständige Einzelblüte.
Blütezeit: März bis April.
Früchte: Behaarte Schließfrüchtchen.
Blätter: Pflanze erst mit Blattschuppen am Stengel, später grundständige, große, gezähnte, hufeisen-herzförmige Blätter von 10 – 15 cm Durchmesser. Auf der Oberseite befindet sich im Jugendzustand ein ablösbarer, weißer Filz, auf der Unterseite bleibt dieser auch später vorhanden.
Stengel: Blattstengel kantig, Blütenstiele filzig geschuppt.
Wurzel: Rübenähnlicher Wurzelstock, der sich durch Ausläufer weit in die Umgebung ausbreitet.
Standort: Überall verbreitetes Unkraut, besonders auf Schuttplätzen, Äckern, Weinbergen usw.
Wert: Blätter für Mischgemüse, Sprosse für spargelähnliches Gemüse.
Sammelzeit: Sprosse im Februar und März, Blätter und Wurzel Mai bis Juli.

Gemeiner Wundklee

Anthyllis vulneraria

Blüte gelb
Arzneipflanze

Andere Namen: Bärenpratzen, Bärenklee, Bergkraut.
Pflanze: 10 – 30 cm hoch, rasig wachsend.
Blüten: Schmetterlingsblüten, klein, gelb.
Blütenstand: Köpfchenförmig-kugelig, aus vielen Einzelblütchen zusammengesetzt.
Blütezeit: Mai bis September.
Früchte: Kurze, meist einsamige Hülsenfrucht.
Blätter: Nicht wie bei anderen Kleearten, sondern unpaarig gefiedert. Nur die untersten Blätter sind oft ungeteilt. Die Endblättchen sind länger als die Seitenblättchen. Der Blattrand ist ungeteilt.
Stengel: Entweder liegend oder aufgestellt.
Standort: An Wegrändern und auf Trockenrasen. Benötigt Wärme und lockeren, sandig-lehmigen Boden.
Wert: Auszüge zur Wundbehandlung.
Sammelzeit: Während der Blütezeit; wird aber heute fast nur noch als Futterpflanze angebaut.

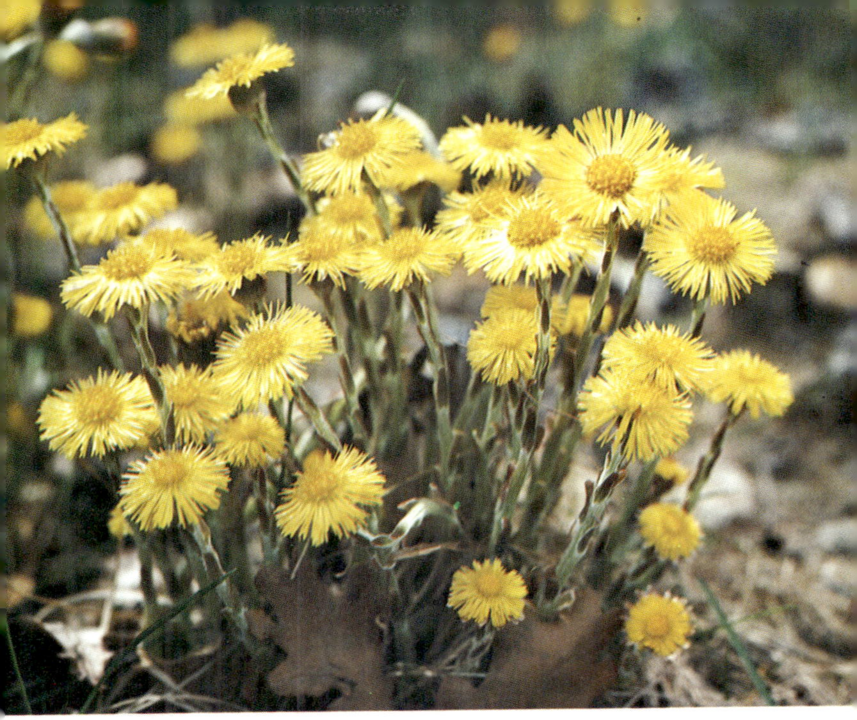

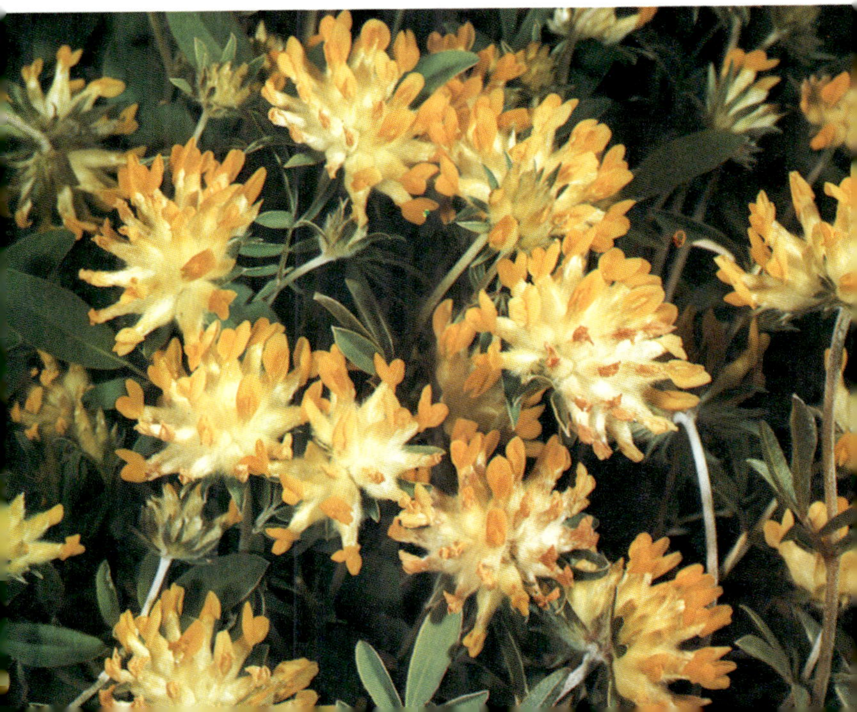

Scharbockskraut (+)

Ficaria verna

Blüte gelb
Wildgemüse

Andere Namen: Frühlings-Feigwurz.
Pflanze: Bis 15 cm hoch, gesellig wachsend.
Blüten: Einzeln wachsende, langgestielte, mehrzipfelige, gelbe Blüte mit 8–12 Blütenblättern.
Blütenstand: Einzeln auf langen Stielen.
Blütezeit: März bis Mai.
Früchte: Klein, etwas zusammengedrückt.
Blätter: Rundlich-herzförmig, gekerbt, die oberen Blätter dagegen etwas mehr handförmig. In den Blattachseln finden sich häufig sogenannte Brutknöllchen.
Stengel: Niederliegend oder aufsteigend, hohl.
Standort: Auf feuchtem, stickstoffhaltigem Boden, am liebsten in feuchten Laubwäldern.
Wert: Die frische Pflanze enthält in geringer Menge Protoanemonin bzw. Anemonin, deshalb ist vor dem Genuß zahlreicher Blätter zu warnen.
Sammelzeit: Ab März bis zur Blütenöffnung.

Frühlings-Adonisröschen + ●

Adonis vernalis

Blüte gelb
Arzneipflanze

Andere Namen: Teufelsauge.
Pflanze: Bis etwa 25 cm hoch, gesellig wachsend.
Blüten: Gelb, Durchmesser 4–7 cm, aus 10–25 Blütenblättern bestehend.
Blütenstand: Endständige Einzelblüten.
Blütezeit: April bis Juni.
Früchte: Kahle, sogenannte Teilfrucht mit einer nach unten gekrümmten Spitze.
Blätter: Wechselständig, mehrfach fiederig-aufgespalten und vielzipfelig.
Stengel: Aufrecht, unten mehr oder weniger schuppig, oben beblättert.
Standort: Selten, auf sonnigen Kalktrockenrasen und in Bergkiefernwäldern.
Wert: Verwendung in der Medizin als Herzmittel; sehr giftig!
Sammelzeit: Die Pflanze ist völlig geschützt, darf also auch nicht in kleinen Mengen gesammelt werden.

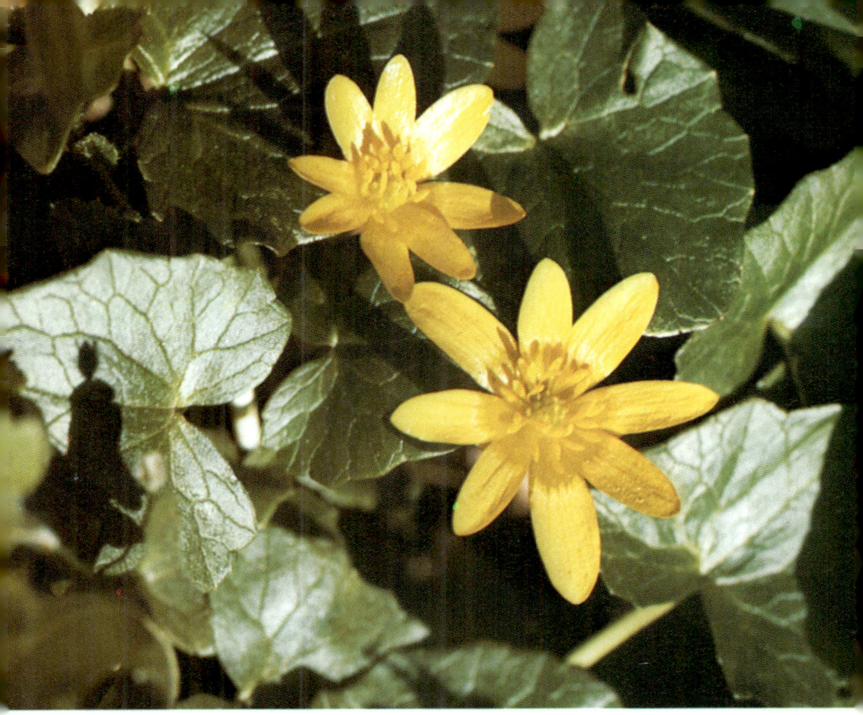

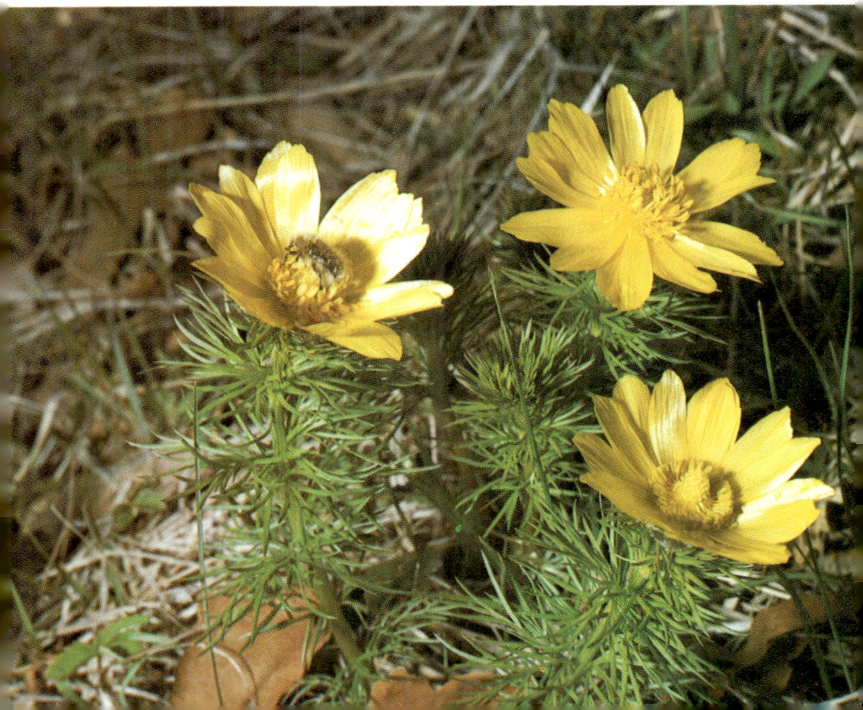

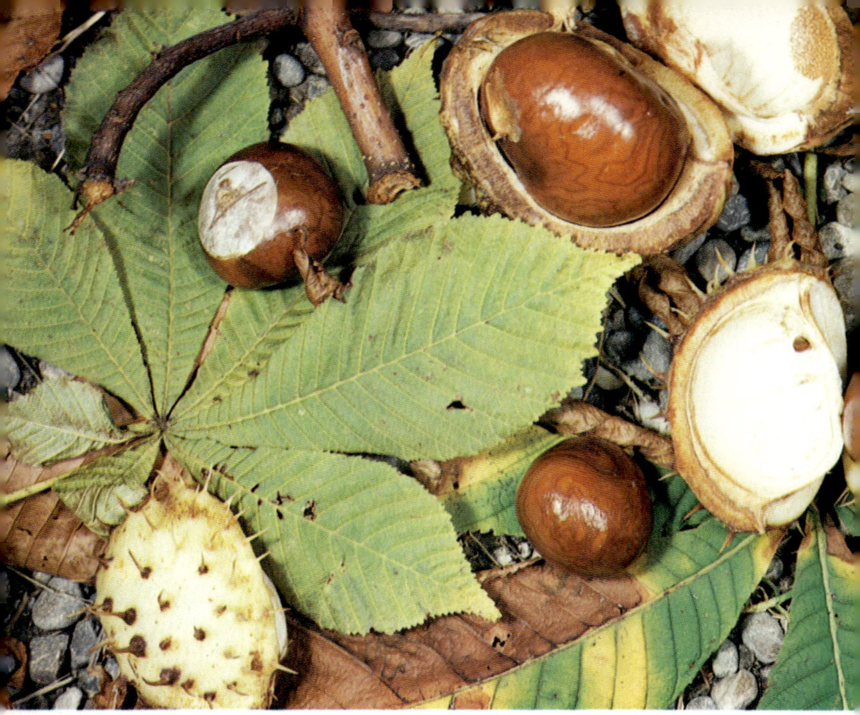

Roßkastanie Blüte weiß bis rosa
Aesculus hippocastanum Arzneipflanze

Andere Namen: Saukastanie, Gichtbaum.
Pflanze: Bis 35 m hoher Baum, der vor allem entlang der Straßen angepflanzt wird.
Blüten: Weiß mit rötlichen oder gelben Flecken.
Blütenstand: Aufrechte Kegelrispen (sogenannte »Kerzen«).
Blütezeit: Mai.
Früchte: Dreiklappige, dickschalige Kapseln mit weichen Stacheln. Jede Kapsel enthält 2 – 3, oft auch nur 1 Samen. Diese »Kastanien« sind erst weiß, werden bald rotbraun und haben an der flachen Seite einen hellen Fleck.
Blätter: Langgestielt, fünf- bis siebenfach gefingert. Die einzelnen Teilblätter sind keilförmig-verlängert rautenförmig, am Rande weder gesägt noch gezähnt.
Stamm: Oft etwas drehwüchsig, ziemlich hoch (meist 20 – 25, selten bis 35 m hoch) mit bräunlicher Borke.
Standort: In kleinen Wäldern oder als Alleebaum angepflanzt.
Wert: Die Früchte sind ungenießbar. Neuerdings werden Auszüge gegen Kreislaufbeschwerden und bei Blutergüssen verwendet. Schon länger bekannt ist die positive Wirkung bei Venenerkrankungen.
Sammelzeit: Blüten im Frühjahr, Rinde und Samen im Herbst.

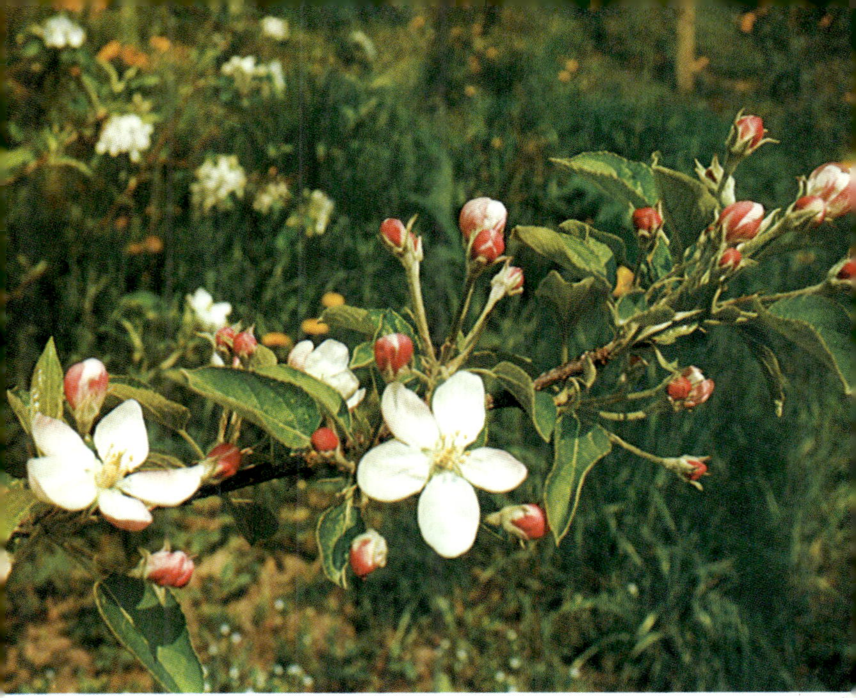

Bild oben: **Apfelblüten;** unten: reife Früchte (Beschreibung Seite 48)

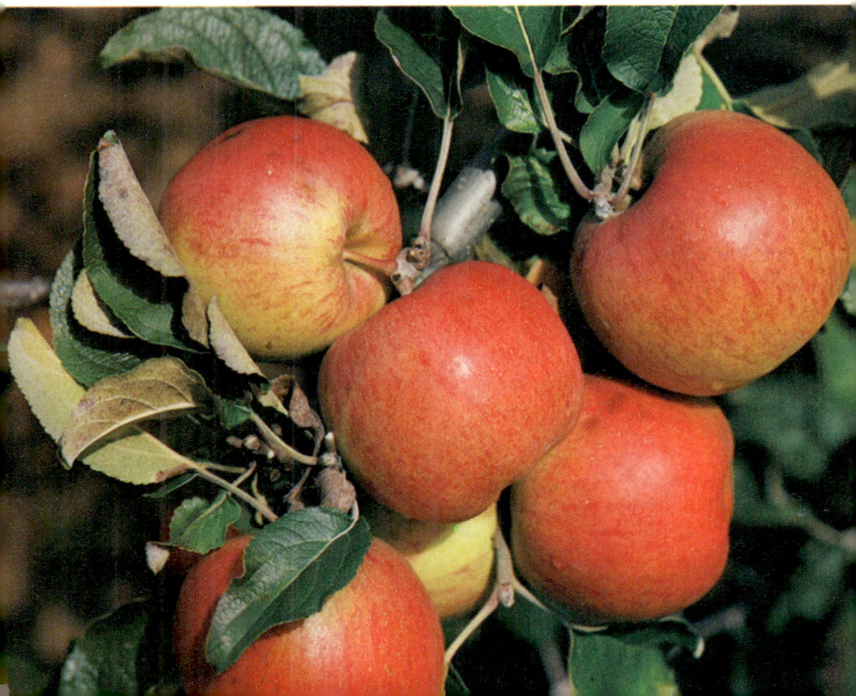

Apfel (Bild Seite 47)

Pyrus malus

Blüte weißlich
Wildfrucht

Andere Namen: Für die zahlreichen Züchtungen gibt es die verschiedensten Namen.
Baum: Etwa 8 – 10 m hoch.
Blüten: Weiß, unterseits etwas rötlich schimmernd, fünfzählig.
Blütenstand: Kleine Dolden.
Blütezeit: April/Mai.
Früchte: Die verschiedenfarbigsten Äpfel enthalten in einem »Kernhaus« kleine abgerundet-zugespitzte rotbraune Kerne.
Blätter: Wechselständig, eiförmig, etwas zugespitzt, am Rande gesägt bis gekerbt.
Stamm: Graubraun, mit aufreißender Borke, vielfach sich verzweigend.
Standort: Als Wildapfel in lichten Wäldern, am Waldrand oder auch am Wegrand. Die Kultursorten in Plantagen und Gärten.
Wert: Heilsam bei Magen- und Darmkatarrh. Außerdem enthalten Äpfel viele Wirkstoffe gegen alle möglichen Krankheiten.
Sammelzeit: Je nach Art vom Frühsommer bis zum Spätherbst.

Weißdorn

Crataegus monogyna und C. laevigata

Blüten weiß
Arzneipflanze

Andere Namen: Mehlbeere, Hagedorn (in einer Farbvarietät auch Rotdorn).
Pflanze: Bis 12 m hoher Strauch, meist angepflanzt.
Blüten: Weiß, fünfzählig, mit unangenehmem Geruch.
Blütenstand: Aufrechte Trugdolde bzw. Dolde.
Blütezeit: Mai bis Juni.
Früchte: Kugelig bzw. eiförmig, rot, beim Eingriffeligen Weißdorn mit einem, beim Gemeinen Weißdorn mit zwei Steinen.
Blätter: Wechselständig, meist 3 – 5lappig oder auch (beim Gemeinen Weißdorn) vielgestaltig.
Zweige: An den Enden oder in den Achseln mit Dornen, hell, hart.
Standort: In Laubwäldern, am Waldrand und in Gebüschen.
Wert: Der Weißdorn wird vor allem für die Gewinnung von Herzmitteln verwendet.
Sammelzeit: April bis Juni.

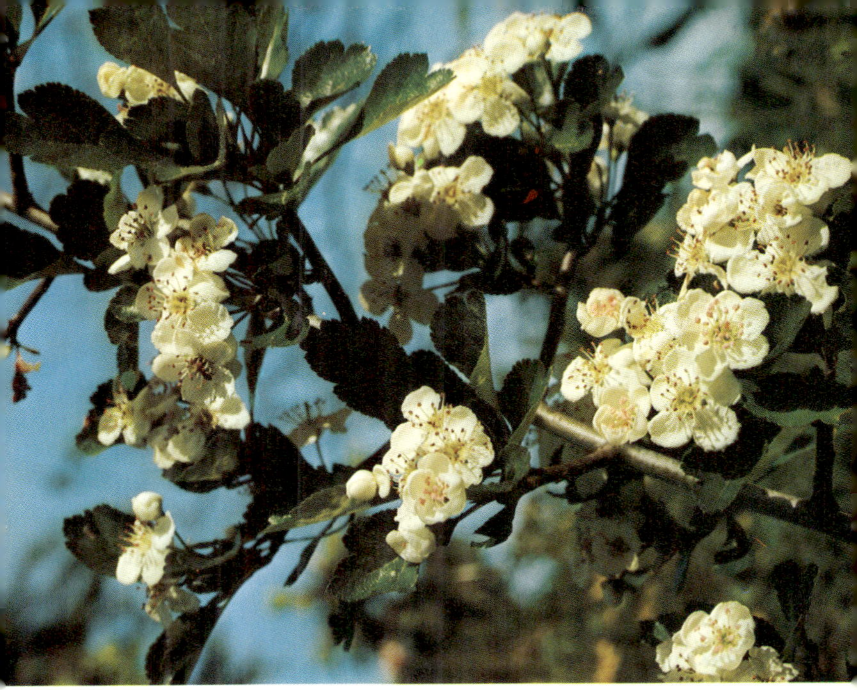

Bild oben: **Weißdornblüte;** unten: reife Frucht

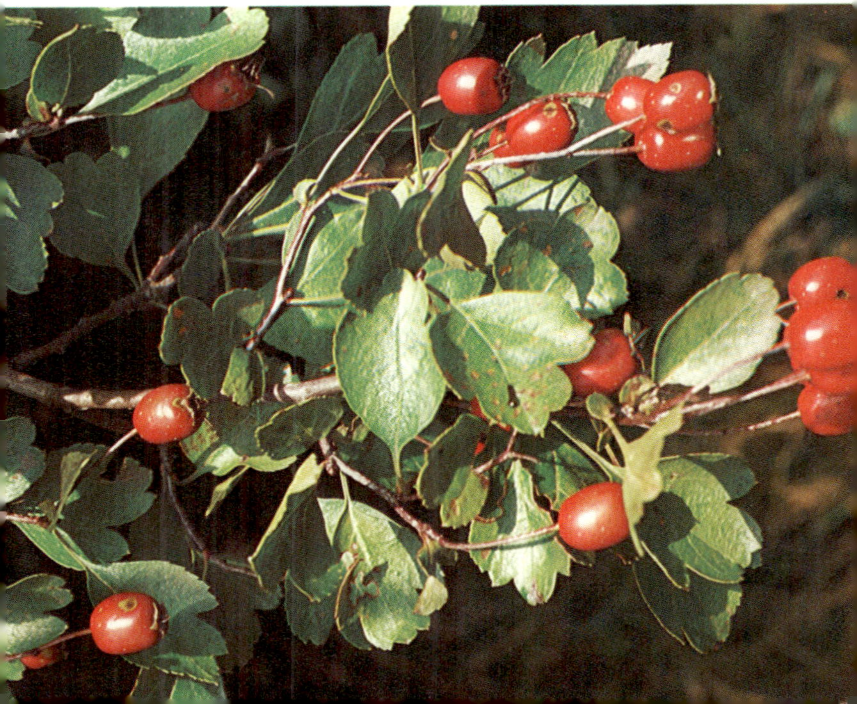

Holunder
Sambucus nigra

Blüten weißlich
Arzneipflanze

Andere Namen: Holder, Holler, Falscher Flieder.
Pflanze: Strauch bis 4 m hoch.
Blüten: Vier- bis fünfzählig, aromatisch duftend, klein.
Blütenstand: Flache Trugdolde.
Blütezeit: Ende Mai bis Juli.
Früchte: Erst grüne, dann schwarze Beeren mit rotem Saft. Flecken lassen sich nur schwer entfernen!
Blätter: Unpaarig gefiedert, glatt, schmal, mit unangenehmem Geruch.
Stengel: Innen markig, außen punktiert.
Standort: Ruinen, Waldränder, Gärten, Schuttplätze.
Wert:
a) Blüten für Gesundheitstee.
b) Beeren für Saft und Gelee.
c) Blätter für Kompressen.
Sammelzeit: Blüten im Frühjahr, Beeren im Sommer, Blätter von April bis Oktober.

Schlehe (Bild Seite 52)
Prunus spinosa

Blüte weiß
Heilpflanze

Andere Namen: Schwarzdorn, Schlehdorn, Stechdorn.
Pflanze: Bis 3 m hoher Strauch, meist gesellig wachsend.
Blüten: Weiß, fünfzählig, glockenförmig, angenehm duftend, sehr zahlreich, an den dunklen Ästen deutlich auffallend.
Blütenstand: Einzelblüten an den Zweigen.
Blütezeit: April bis Mai.
Früchte: Dunkelblaue, weißbereifte Steinfrüchte von zusammenziehendem Geschmack.
Blätter: Wechselständig, kurzgestielt, länglich und am Rande gesägt, erst flaumig, dann kahl.
Zweige: Am Ende in einen spitzen Dorn auslaufend. Die Rinde ist dunkelgrau, an den Zweigen knorrig-rauh.
Wurzel: Aus der sehr langen, kräftigen Wurzel streben die Stengel empor.
Standort: In Hecken, an Waldrändern und in Wäldern.
Wert: Als Abführmittel, als Heilmittel bei Darm- und Blasenleiden, sowie bei Kreislaufstörungen sehr geschätzt.
Sammelzeit: Im Frühjahr die Blüten und Blätter, im Spätherbst Rinde und Früchte.

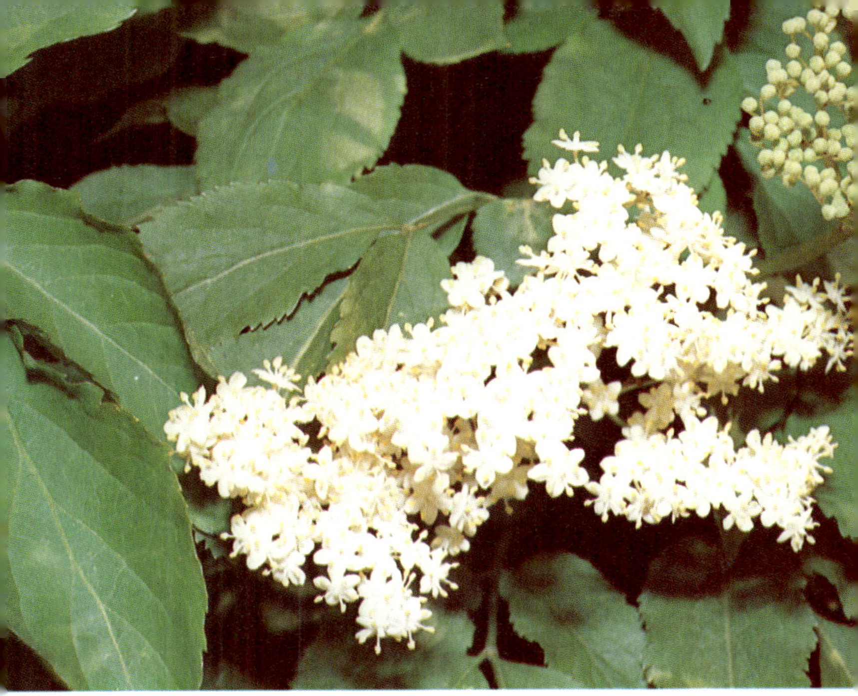

Bild oben: **Holunderblüte;** unten: reife Frucht

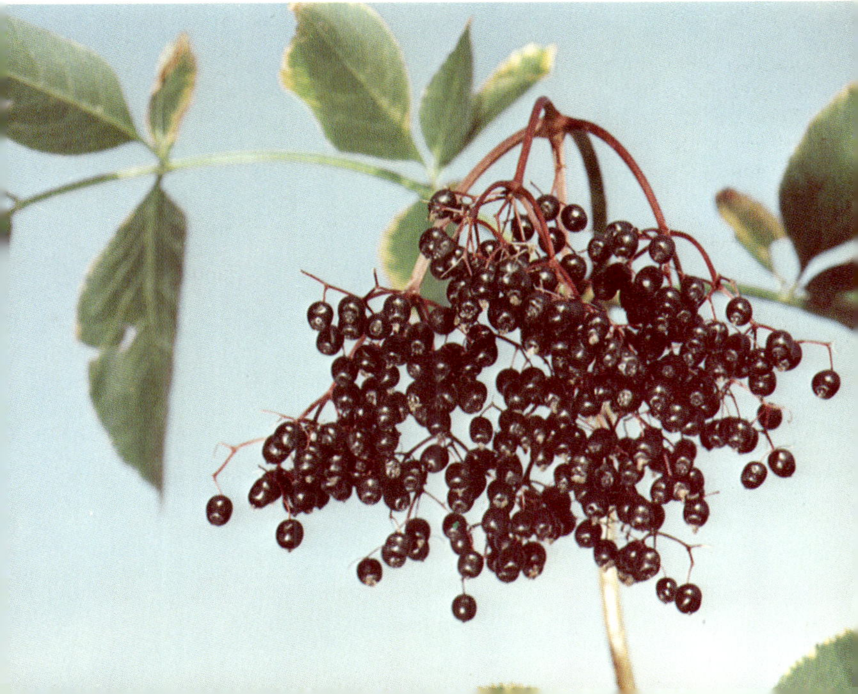

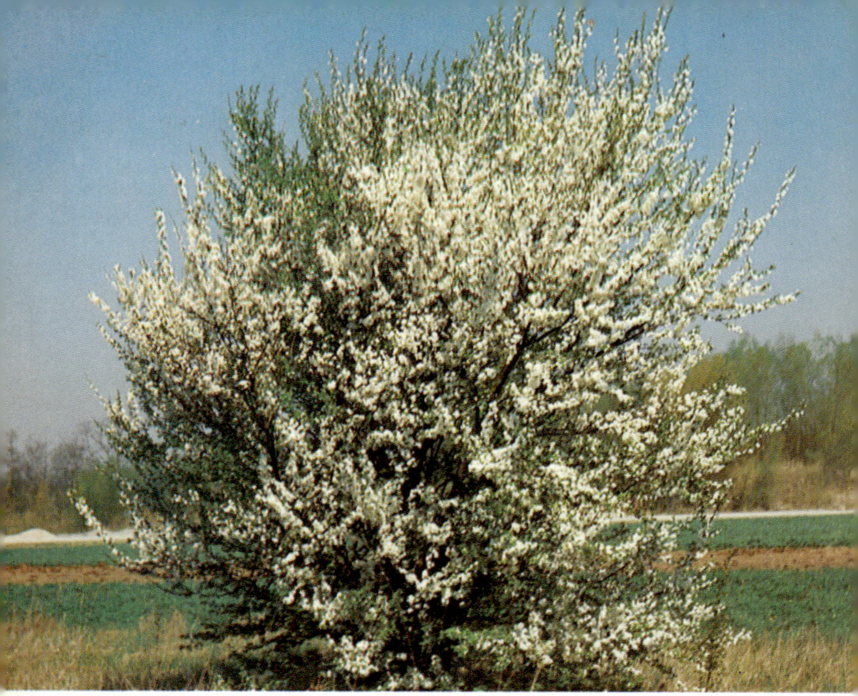

Bild oben: **Blühender Schlehenstrauch;** unten: reife Früchte (Beschreibung Seite 50)

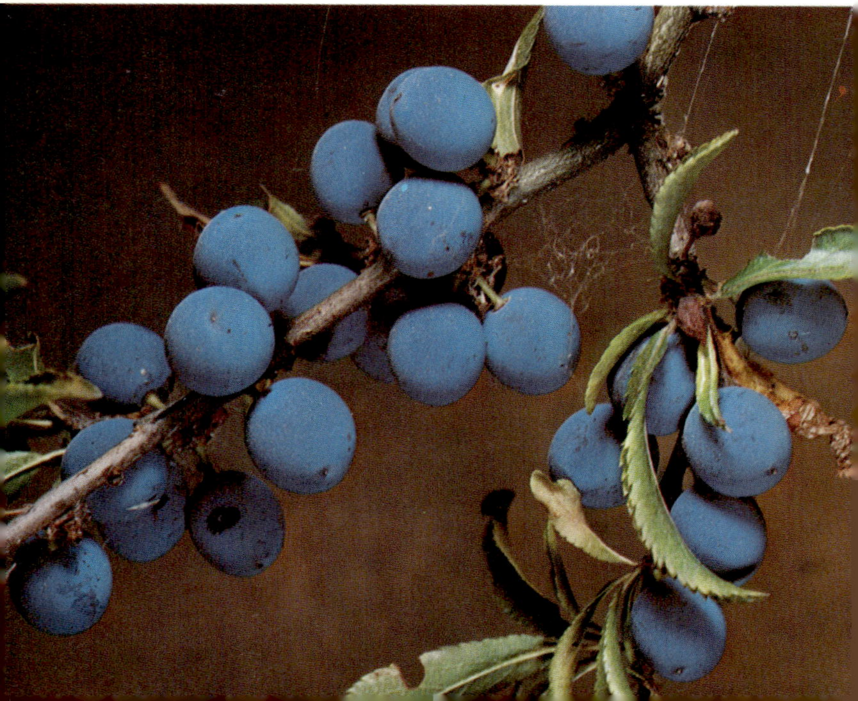

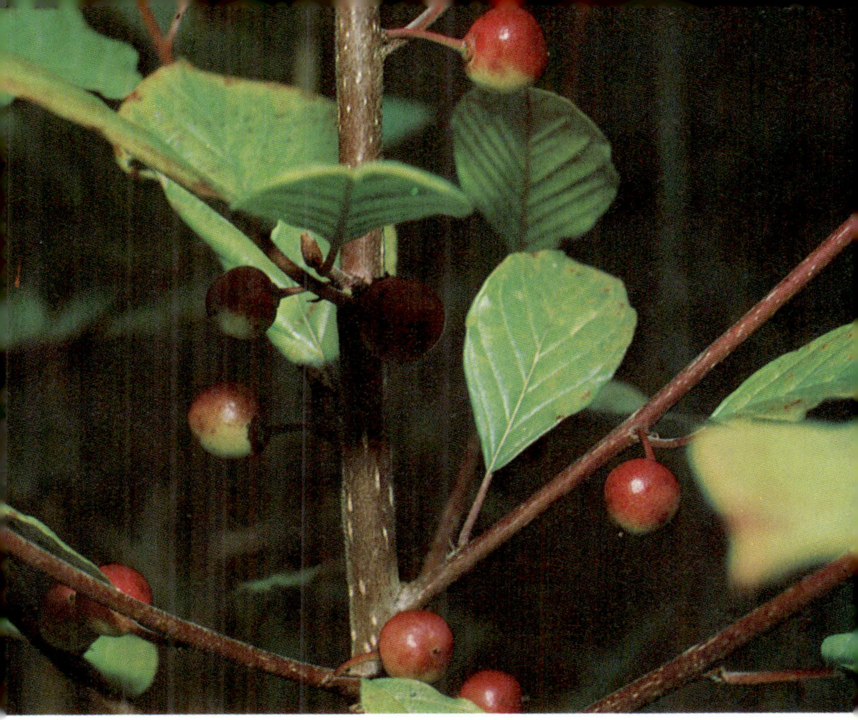

Faulbaum

Rhamnus frangula

Blüte grünlichweiß
Arzneipflanze

Andere Namen: Pulverholz, Stinkbaum, Läusebaum.
Pflanze: Bis 3 m hoher Strauch, selten Bäumchen.
Blüten: Grünlichweiß, trichterig, fünfstrahlig, klein.
Blütenstand: Blattachselständige Trugdolden.
Blütezeit: Mai und Juni.
Früchte: Erst rote, später schwarze Beeren mit schwarzgrünem Saft.
Blätter: Wechselständig, etwas zugespitzt, sonst oval, unten glänzend hellgrün. Blattstiele haarig.
Stengel/Zweige: Rinde mit Korkwarzen, ziemlich brüchig.
Standort: Feuchte Stellen der Laub- und Nadelwälder, auch an schattigen Stellen am Waldrand.
Wert: Abführend, auch bei Hämorrhoiden nützlich.
Sammelzeit: Im Mai und Juni die Rinde. Diese muß aber ein Jahr lang lagern, da sie sonst Brechreiz erzeugt.

Ähren-Christophskraut (✝)

Actaea spicata

Blüte weiß
Arzneipflanze

Andere Namen: Schwarzbeeriger Hahnenfuß.
Pflanze: Bis 60 cm hoch, gesellig wachsend.
Blüten: Weiß, klein, vierzählig, unauffällig.
Blütenstand: Endständige und seitenständige Trauben.
Blütezeit: Mai bis Juni.
Früchte: Blauschwarze, einzeln auf kurzen Stielchen sitzende Beeren.
Blätter: Gegenständig, dreizählig, doppelt gefiedert, zugespitzt, gezähnt.
Stengel: Etwas kantig, meist geteilt.
Standort: Auf lockerem, gut durchwässerten Boden, meist in Bergwäldern, seltener im Flachland.
Wert: Wird heute nur noch in der Homöopathie verwendet. Die Pflanze birgt Vergiftungsgefahr, da sie einen toxischen Stoff enthält.
Sammelzeit: Beeren im Herbst.

Hirtentäschelkraut

Capsella bursa-pastoris

Blüte weiß
Arzneipflanze/Wildgemüse

Andere Namen: Gänsekresse, Beuteldieb, Blutkraut, Mönchskraut.
Pflanze: ca. 30 – 40 cm hoch. Wächst gesellig.
Blüten: Weißlich bis schmutzigweiß, vierblättrig.
Blütenstand: Lockere Doldentraube, am Ende in eine Trugdolde auslaufend.
Blütezeit: März bis November.
Früchte: Kleine, verkehrt-herzförmige, fast dreieckige Samenschötchen.
Blätter: Am Grunde eine Blattrosette aus unregelmäßig sägeförmigen, fiederteiligen Blättern (ähnlich dem Löwenzahn), oben mehr oder weniger ganzrandig.
Standort: Schutthalden, Wiesen, Äcker, Gärten.
Wert:
a) Heilpflanze gegen Blutungen, Wirkstoffe Cholin, Azetylcholin u. a.
b) Blätter vor der Blüte als Zugabe zu Mischgemüsen.
Sammelzeit: Frühsommer bis September das blühende Kraut.

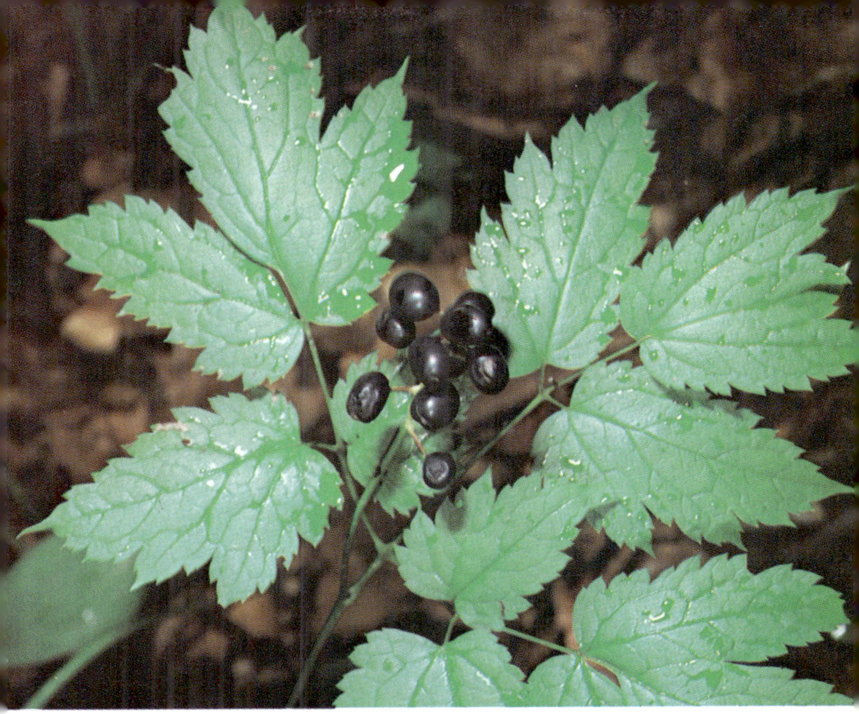

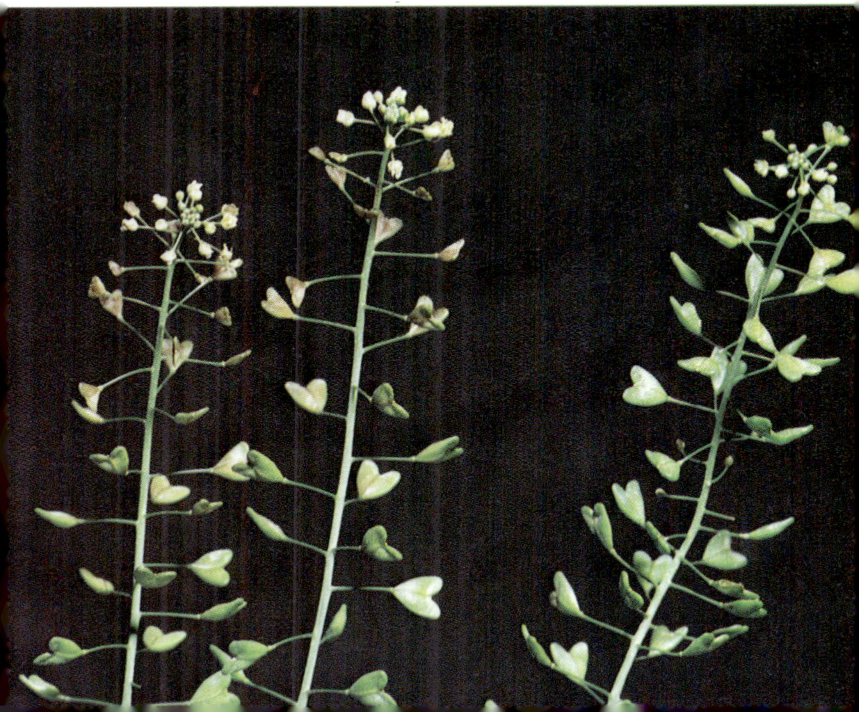

Breitwegerich

Plantago major

Blüte gelbbraun
Arzneipflanze/Wildgemüse

Andere Namen: Großer Wegerich, Fünfaderblatt.
Pflanze: Bis 40 cm hoch, gesellig wachsend.
Blüten: Unscheinbar. Braune Staubbeutel und weiße Staubfäden.
Blütenstand: Lange, dichte, bis 20 cm hohe Ähre, die auf einem etwa ebenso langen Stengel sitzt.
Blütezeit: Juni bis August.
Früchte: Unscheinbare Fruchtkapseln mit $\pm$ polyedrischen Samen.
Blätter: Eiförmig bis länglich-ellyptisch, gestielt, starknervig, oben fast kahl, unten etwas haarig.
Stengel: Grünlich; Blattstiele etwas längsgestreift.
Standort: Wegränder, Schuttplätze, Lager- und Sportplätze, Wiesen und Weiden.
Wert:
a) Blätter und Blüten als Tee gegen Atmungskrankheiten.
b) Junge Blätter als vitaminreiches Gemüse, Salat oder für Kräutersuppen.
Sammelzeit: Juni bis Oktober.

Mittlerer Wegerich

Plantago media

Blüte blaßgrünlich-weiß
Arzneipflanze

Der Mittlere Wegerich ist dem Breitwegerich (oben) und dem Spitzwegerich (Seite 122) sehr ähnlich. Er wird bis 35 cm hoch und besitzt violette Staubbeutel und Staubfäden. Die Blätter bilden außerdem zunächst eine am Boden anliegende Rosette. Die Blütenähre ist kurz und dicht.
Verwendung wie beim Breitwegerich. Kein Wildgemüse.

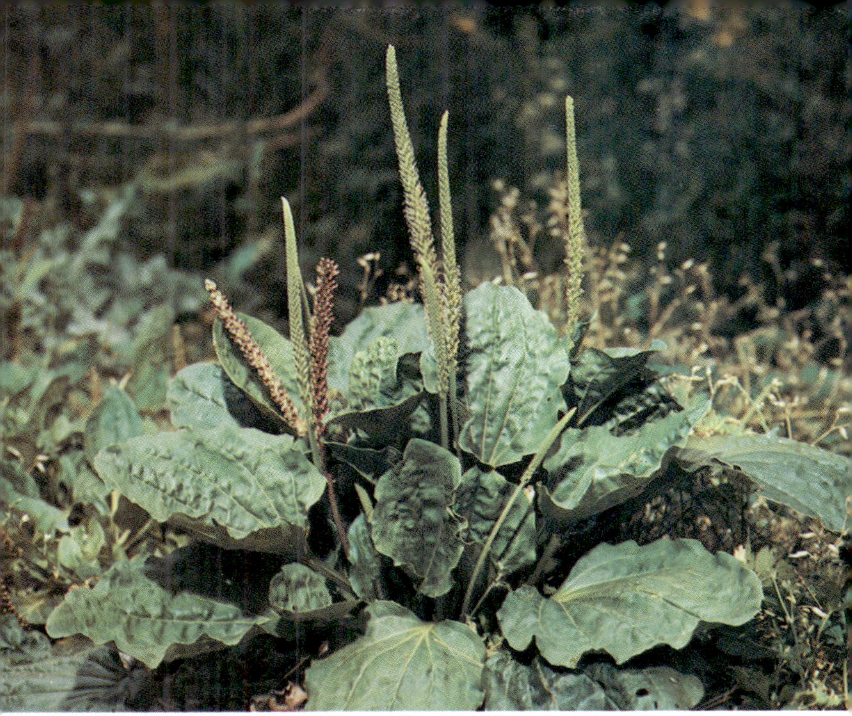

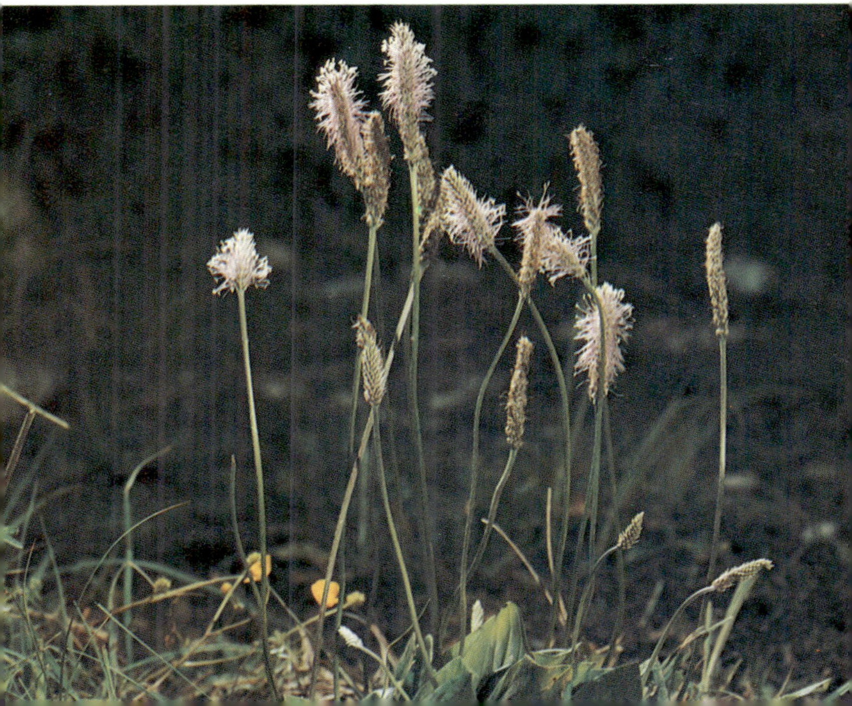

Waldmeister

Galium odorata

Blüte weiß
Heilpflanze

Andere Namen: Maikraut, Leberkraut, Herzensfreude.
Pflanze: Bis 30 cm hoch, gesellig wachsend.
Blüten: Weiß, vierzählig, etwas trichterförmig, klein.
Blütenstand: Langstielige Trugdolden.
Blütezeit: Mai bis Juni.
Früchte: Kleine unauffällige Samen.
Blätter: Quirlständig, lanzettlich, am Rande rauh, vor allem im welken Zustand stark aromatisch duftend.
Stengel: Meist aufrecht, vierkantig, glatt, an den Knoten leicht behaart.
Standort: Häufig in schattigen Buchenwäldern, gelegentlich auch in anderen Wäldern.
Wert: Wirkt blutreinigend. Außerdem verwendet man das zerdrückte Kraut bei Beulen und Geschwüren.
Sammelzeit: Das Kraut wird vor der Blütezeit gesammelt.

Echtes Mädesüß

Filipendula ulmaria

Blüte weiß
Heilpflanze

Andere Namen: Wiesengeißbart, Rüsterstaude, Spierstaude, Wiesenkönigin.
Pflanze: Bis 2 m hoch, meist etwas gesellig wachsend.
Blüten: Fünfzählig, zum Teil mit 6 Blütenblättern, weißgelblich, klein.
Blütenstand: Stark duftende, ästige Trugdolden.
Blütezeit: Juni bis August.
Früchte: Spiralig-gewundene kleine Teilfrüchtchen.
Blätter: Einfach gefiedert mit 3–5 cm langen Teilblättchen, welche teils gesägt, teils 3–5spaltig sind.
Wurzel: Kriechender Wurzelstock, der jedes Jahr ein Stück weiterwächst, aus dessen Knoten Wurzelfasern in den Boden wachsen.
Stengel: Beblättert, fast glatt, bräunlichgrün.
Standort: Auf nassem Boden, besonders auf Bergwiesen, in Flachmooren, Auwäldern und an Uferböschungen und Seen.
Wert: Der Tee wirkt blutreinigend, harn- und schweißtreibend.
Sammelzeit: Frühjahr.

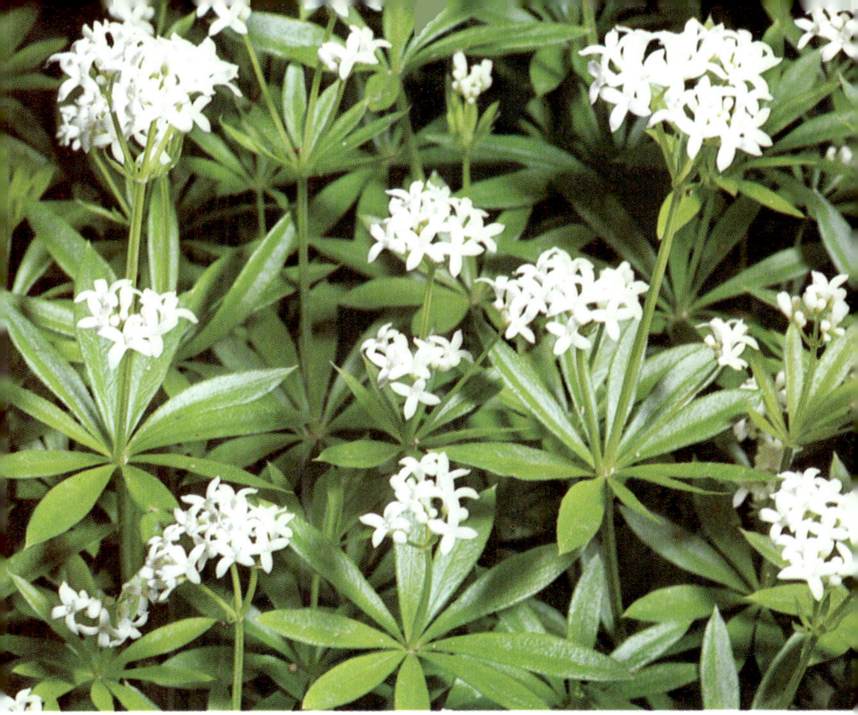
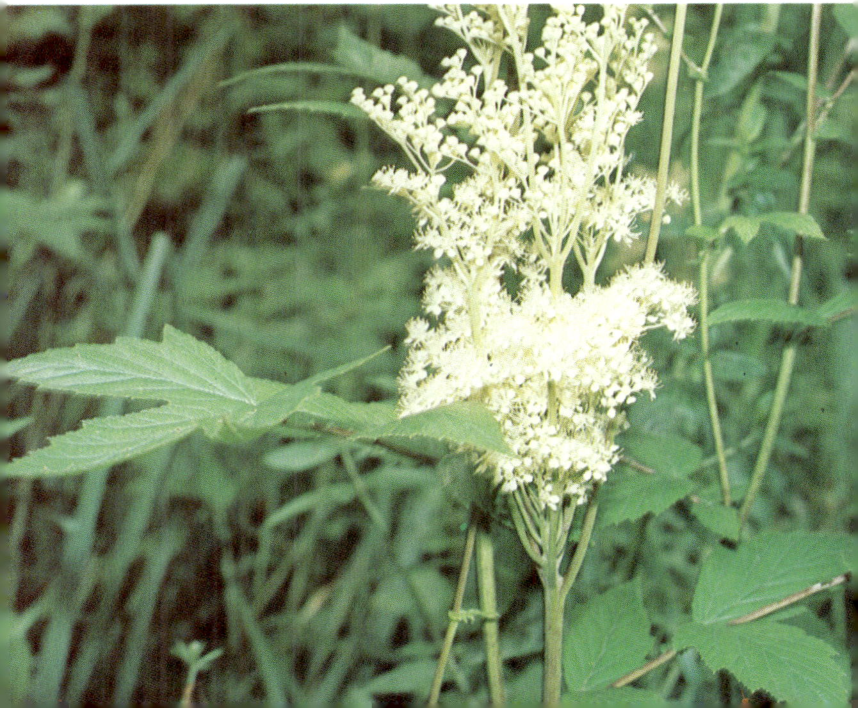

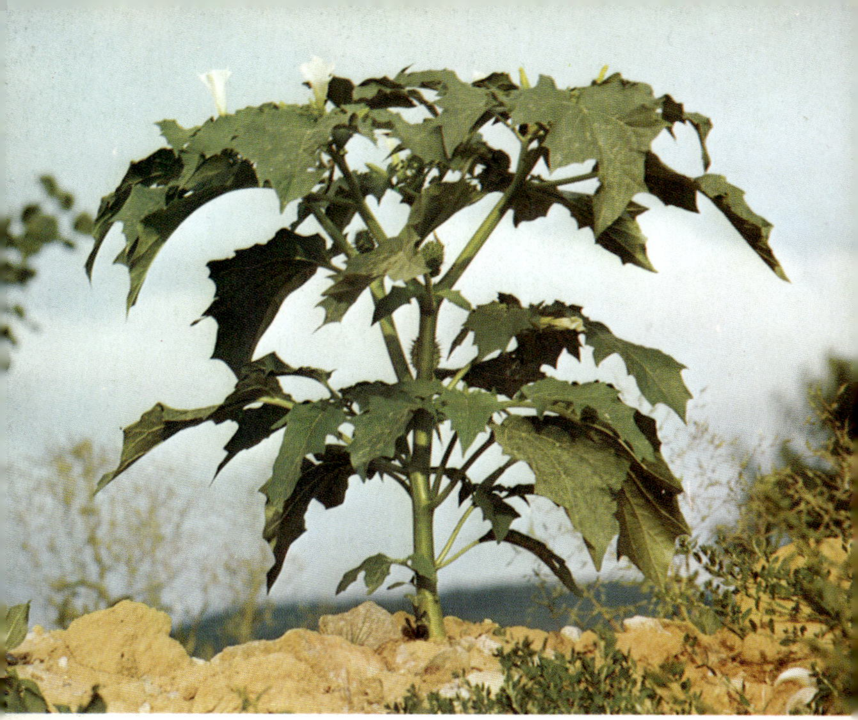

Stechapfel
Datura stramonium

✝

Blüte weißlich-bläulich
Arzneipflanze

Andere Namen: Dornapfel, Tollkraut, Teufelsapfel.
Pflanze: Bis 1,50 m hoch, selten, in kleineren Gruppen wachsend.
Blüten: Fünfzählig, weißlich, trichterförmig, mit starkem Duft.
Blütenstand: Einzeln in Astgabeln oder am Ende der Zweige wachsend.
Blütezeit: Juni bis Oktober.
Früchte: Erst grüne, später bräunliche, kugelige, stachelige Kapseln mit dunkelbraunen, runzligen Samen.
Blätter: Fast eiförmig, gestielt, mit tiefgezähntem Rand und unangenehmem Geruch.
Stengel: Aufrecht, kahl.
Standort: Auf lockerem, stickstoffreichem Boden, auf Schuttplätzen und an Wegrändern.
Wert: Äußerst giftige Arzneipflanze gegen Krampfhusten, Asthma und rheumatische Beschwerden.
Sammelzeit: Juni und Juli. Vor Eigenbehandlung wird dringend gewarnt!

Bild rechts: **Wiesen-Bärenklau**
(Beschreibung Seite 62)

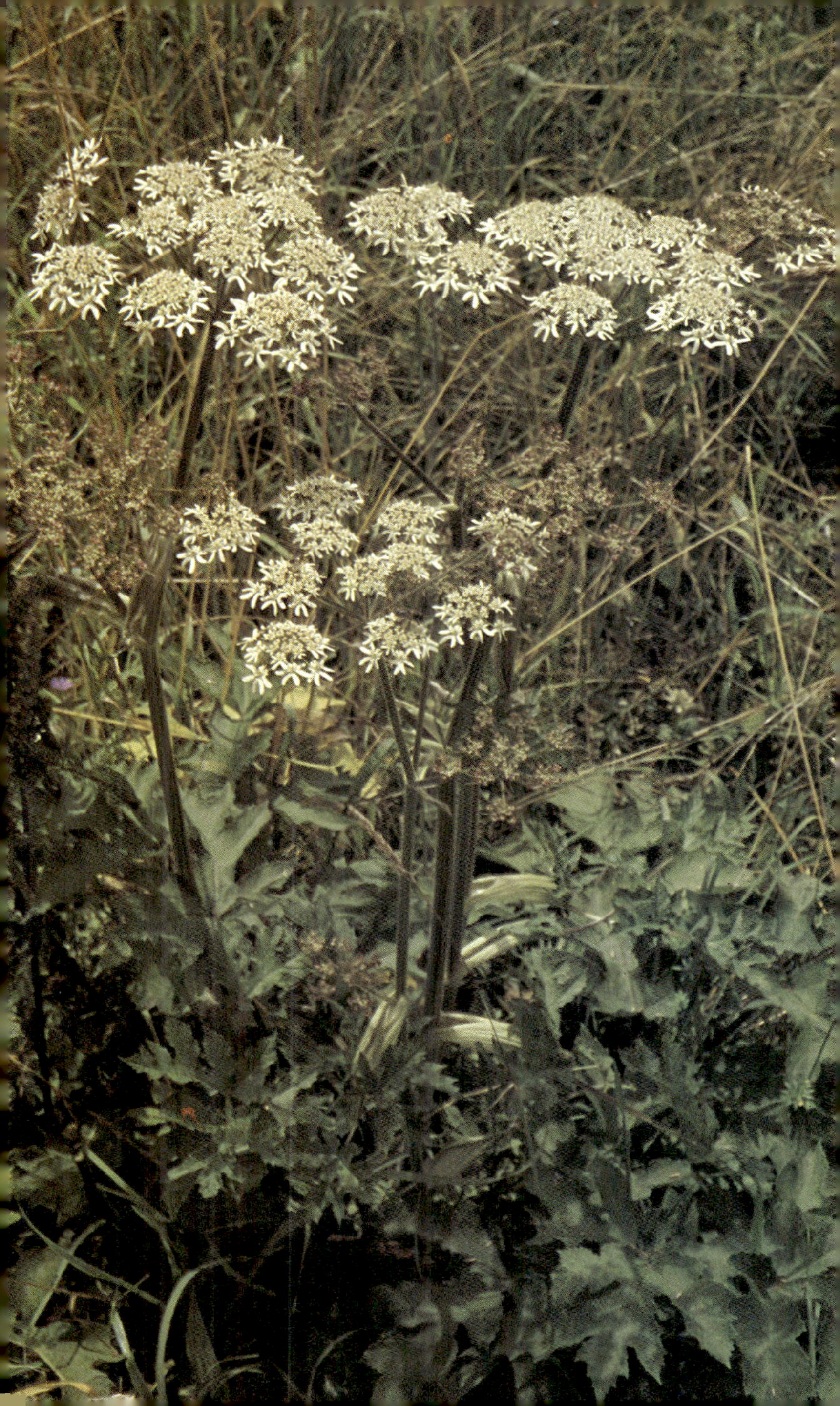

Wiesen-Bärenklau (Bild Seite 61)

Heracleum sphondylium

Blüte weiß
Arzneipflanze

Andere Namen: Bärenklaue, Herkuleskraut.
Pflanze: 30 – 150 cm hoch, gesellig wachsend.
Blüten: Klein, weiß, fünfstrahlig, bisweilen etwas rosa oder grünlich überlaufen, Randblüten etwas größer, unangenehm riechend.
Blütenstand: Doldenblüte mit 15 – 25 Strahlen.
Blütezeit: Juni bis Oktober.
Früchte: Breit geflügelt, mit Ölgängen an der Oberfläche.
Blätter: Die unteren Blätter sind bis 50 cm lang, die oberen kleiner. Sie sind drei- bis vierfach fiederschnittig und besitzen bauchig aufgeblasene Scheiden am Blattgrund.
Stengel: Kantig-gefurcht und steifhaarig.
Standort: Helle, feuchte Laubwälder, auch auf Wiesen sehr häufig.
Wert: Die Wurzel wird gegen Durchfälle verwendet.
Sammelzeit: Sommer.

Weiße Schwalbenwurz (+)

Cynanchum vincetoxicum

Blüte weiß
Arzneipflanze

Andere Namen: Hundswürger.
Pflanze: 30 – 60 cm hoch, zerstreut wachsend.
Blüten: Etwa 1 cm groß, angenehm duftend, seitlich aus den Blattachseln herauswachsend.
Blütenstand: Achselständige Trugdolden.
Blütezeit: Juni bis August.
Früchte: Eiförmige Schoten mit wollig-haarigen Samen.
Blätter: Gegenständig, kurzgestielt, länglich-herzförmig, vorne zugespitzt, glänzend.
Stengel: Aufrecht, oben bisweilen etwas windend. Die Wurzel riecht stark unangenehm.
Standort: Auf trockenen Hügeln, in lichten Wäldern und Gebüschen.
Wert: Wird nur noch selten als Heilmittel verwendet. Durch den Arzt wird sie bei Regelstörungen angewandt.
Sammelzeit: Die Wurzeln werden von Juni bis Oktober gesammelt. Keine Eigenbehandlung!

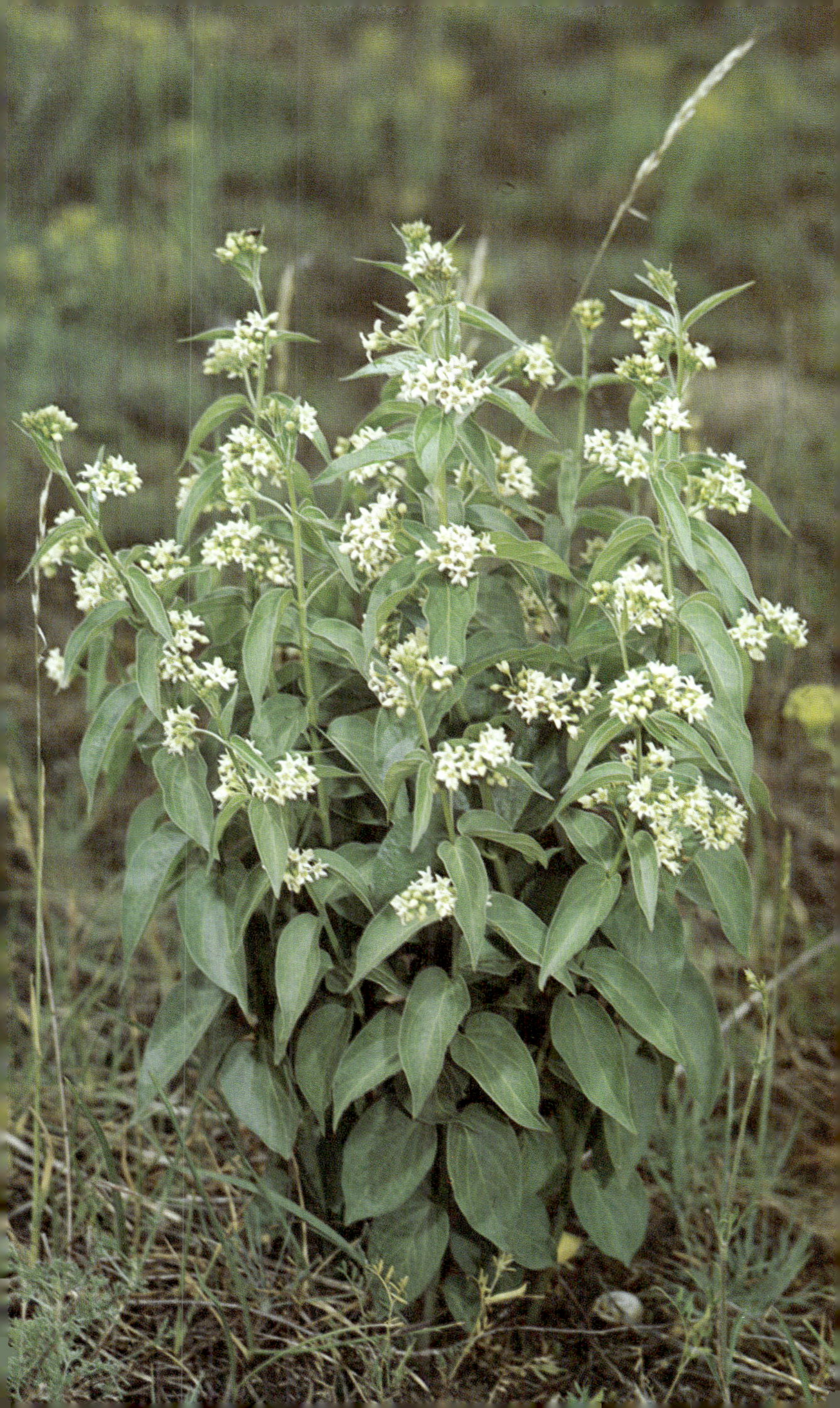

Waldhimbeere

Rubus idaeus

Blüten weiß
Heilpflanze

Andere Namen: Hindbeere.
Pflanze: Etwa 1 m hoher Strauch.
Blüten: Weiß, klein, fünfzählig, selten etwas rötlich angehaucht.
Blütenstand: Hängende Trauben.
Blütezeit: Mai bis Juni.
Früchte: Rote, weiche, verwachsene Steinfrüchtchen, die im reifen Zustand als Ganzes vom Fruchtboden ablösbar sind.
Blätter: Drei- bis siebenzählig gefiedert, Teilblättchen nicht aus einem Punkt entspringend, unterseits weißfilzig.
Stengel/Zweige: Flaumig-behaart, etwas stachelig.
Standort: In Wäldern und Gebüschen, häufig angepflanzt.
Wert: Bei Husten, Hautleiden, Durchfall und Fieber sehr wirksam (Tee).
Sammelzeit: Blätter im Mai und Juni, Beeren im August und September.

Große Sterndolde

Astrantia major

Blüte weiß
Nur homöopathisch

Andere Namen: Stranze.
Pflanze: Bis 1 m hoch, selten, in kleinen Gruppen.
Blüten: Weiß, fünfzählig, klein, mit langen Hüllblättern.
Blütenstand: Köpfchenartige Dolden.
Blütezeit: Juni bis September
Früchte: Kleine, unscheinbare Samen.
Blätter: Handförmig geteilt, Blattstiel stengelumfassend, Blattrand mehr oder weniger gesägt-gekerbt.
Stengel: Wenig verzweigt, fast glatt.
Standort: In Laubwäldern, auf kalkhaltigem, lockerem Lehmboden.
Wert: Wird nur noch in der Homöopathie bisweilen verwendet.
Sammelzeit: Entfällt.

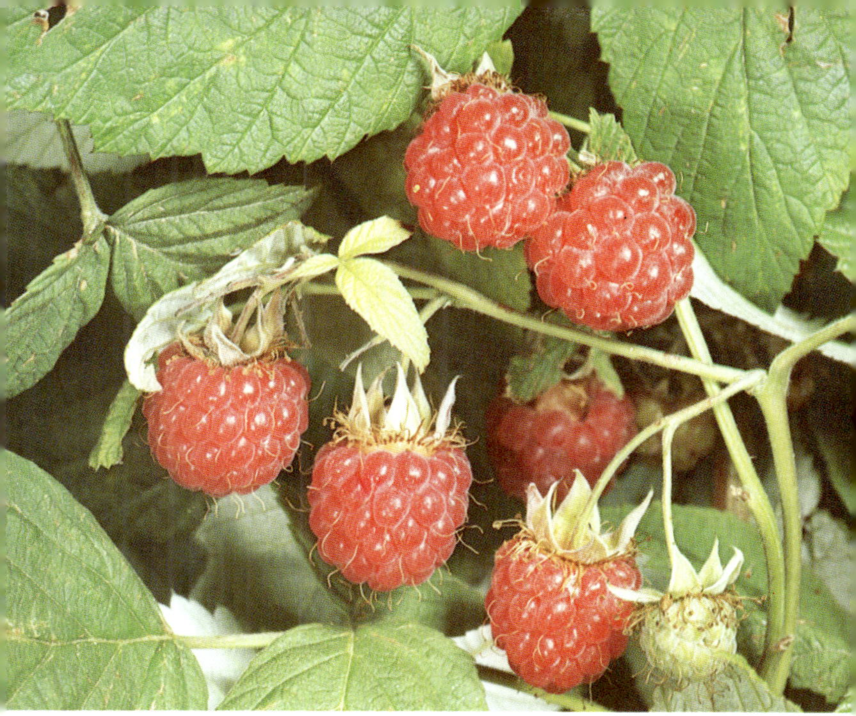

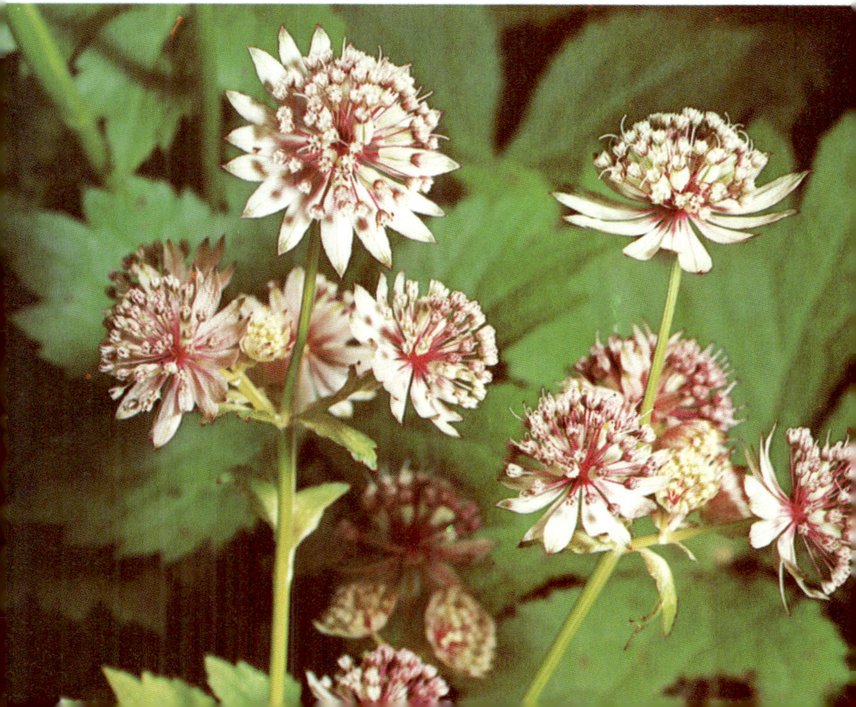

Taubenkropf-Leimkraut

Silene vulgaris

Blüte weiß
Heilpflanze

Andere Namen: Knallkraut, Gemeines Leinkraut.
Pflanze: Bis 50 cm hoch, gesellig wachsend.
Blüten: Weiß, fünfzipfelig-sternförmig, über einem bauchigen Kelch stehend, der netzaderig und meist etwas lila getönt ist.
Blütenstand: Lockere Trugdolden.
Blütezeit: Mai bis September.
Früchte: Klein, eiförmige Kapselfrüchte.
Blätter: Gegenständig, ellyptisch bis lanzettlich, zugespitzt, glattrandig.
Stengel: Aufrecht bis aufsteigend, nicht klebrig.
Standort: Als Unkrautpflanze auf Äckern und in trockenen, hellen Wäldern.
Wert: Wird nur noch wenig verwendet wegen der enthaltenen Saponine.
Sammelzeit: Sommer

Vogelmiere

Stellaria media

Blüte weißlich
Wildgemüse

Andere Namen: Hühnerdarm, Gänsekraut, Vogelkraut.
Pflanze: 5 – 35 cm hoch, als Unkraut sehr gesellig wachsend.
Blüten: Sternartig, weiß, klein.
Blütenstand: Gabelästige Trugdolde in beblätterten Rispen.
Blütezeit: Mai bis August.
Früchte: Kugelig, kapselförmig, mit rundlich-nierenförmigen Samen.
Blätter: Klein, eirund, kurz zugespitzt, gegenständig, ganzrandig, die unteren gestielt und öfter herzförmig, die oberen sitzend und schmaler.
Stengel: Liegend oder aufsteigend, bis auf eine »Haarleiste« kahl (an den Blattstielen mit einzelnen Haaren).
Standort: Fast überall als Unkraut (Weinberge, Gärten, Äcker usw.).
Wert: Blätter und Blüten (keine Stengel!) für Suppen oder spinatartige Gemüse.
Sammelzeit: Ab März.

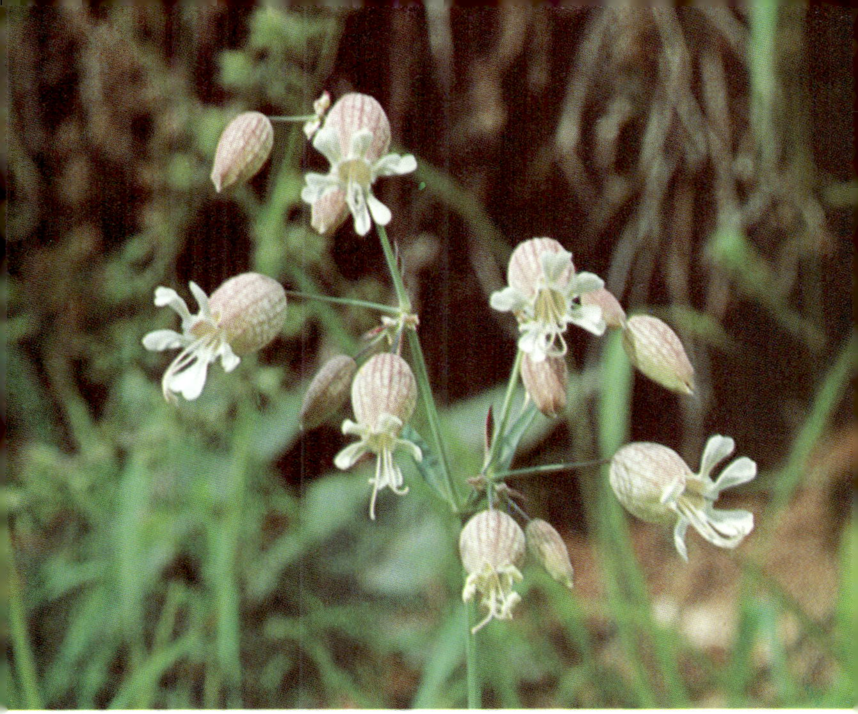

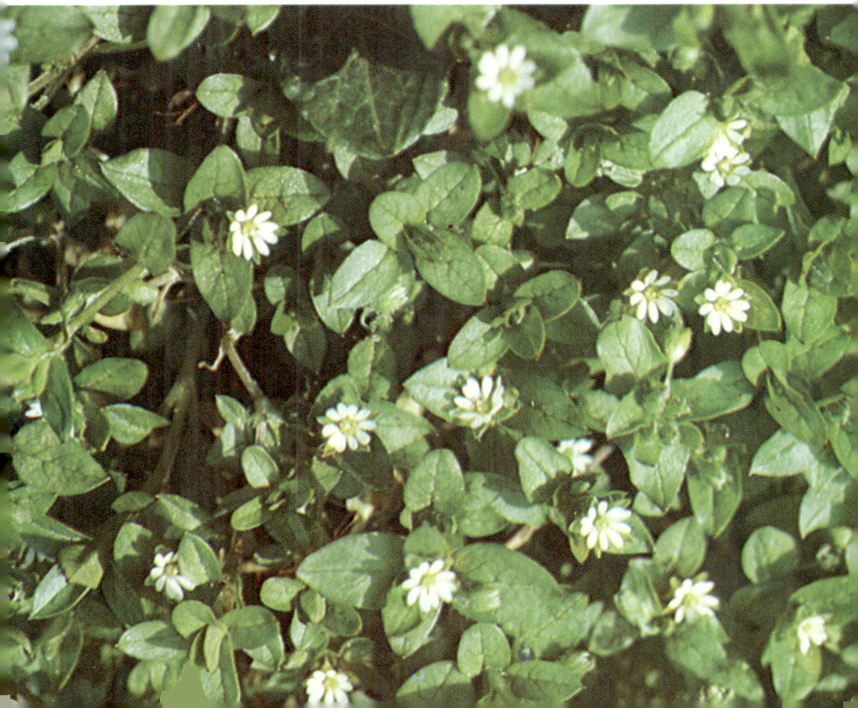

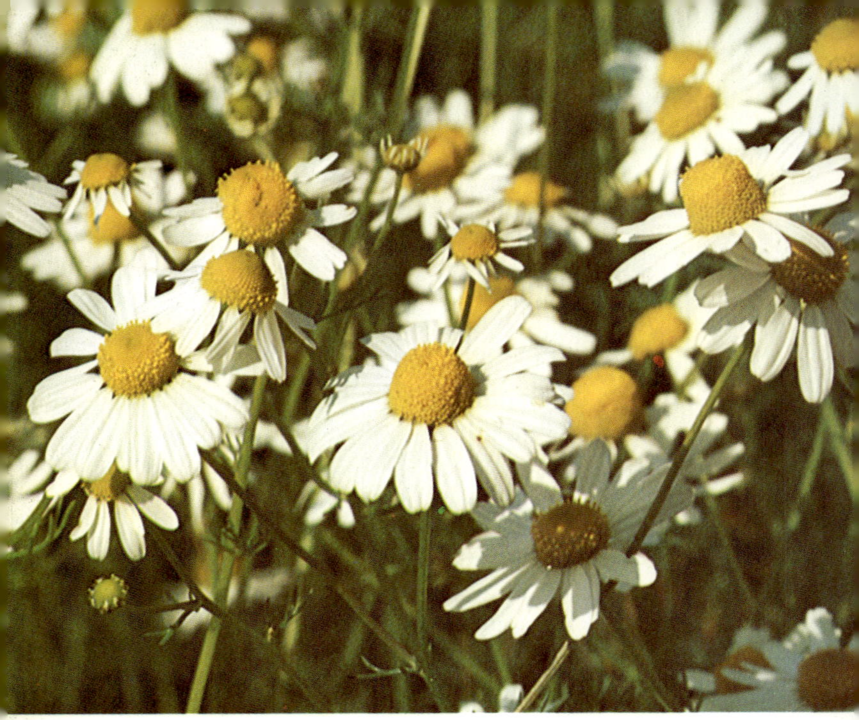

Echte Kamille

Matricaria chamomilla

Blüte weiß-gelb
Arzneipflanze

Pflanze: 20 – 40 cm hoch. Sehr gesellig.
Blüten: Bestehen aus zahlreichen äußeren weißen Zungenblütchen und inneren gelben Röhrenblütchen. Sie sitzen an langen Stengeln. Der Blütenboden ist hohl, die weißen Blütenblätter sind meist weit nach unten umgeschlagen.
Blütenstand: Rispig angeordnete Korbblüten.
Blütezeit: Mai bis August.
Früchte: Trockene, einsamige Schließfrüchte.
Geruch: Kräftig und aromatisch.
Wurzel: Kleinfingerdick, faserig und weiß.
Blätter: Doppelt feingefiedert mit fast fadenförmigen Enden, wechselständig.
Standort: Auf Äckern und an Wegen.
Wert: Als Tee, für Umschläge und als Badezusatz vielseitig verwendbar, vor allem bei Frauenkrankheiten, Magen- und Darmbeschwerden.
Sammelzeit: Juni bis August (nur Blütenköpfchen).

Bild rechts: **Rundblättriger Sonnentau**
(Beschreibung Seite 70)

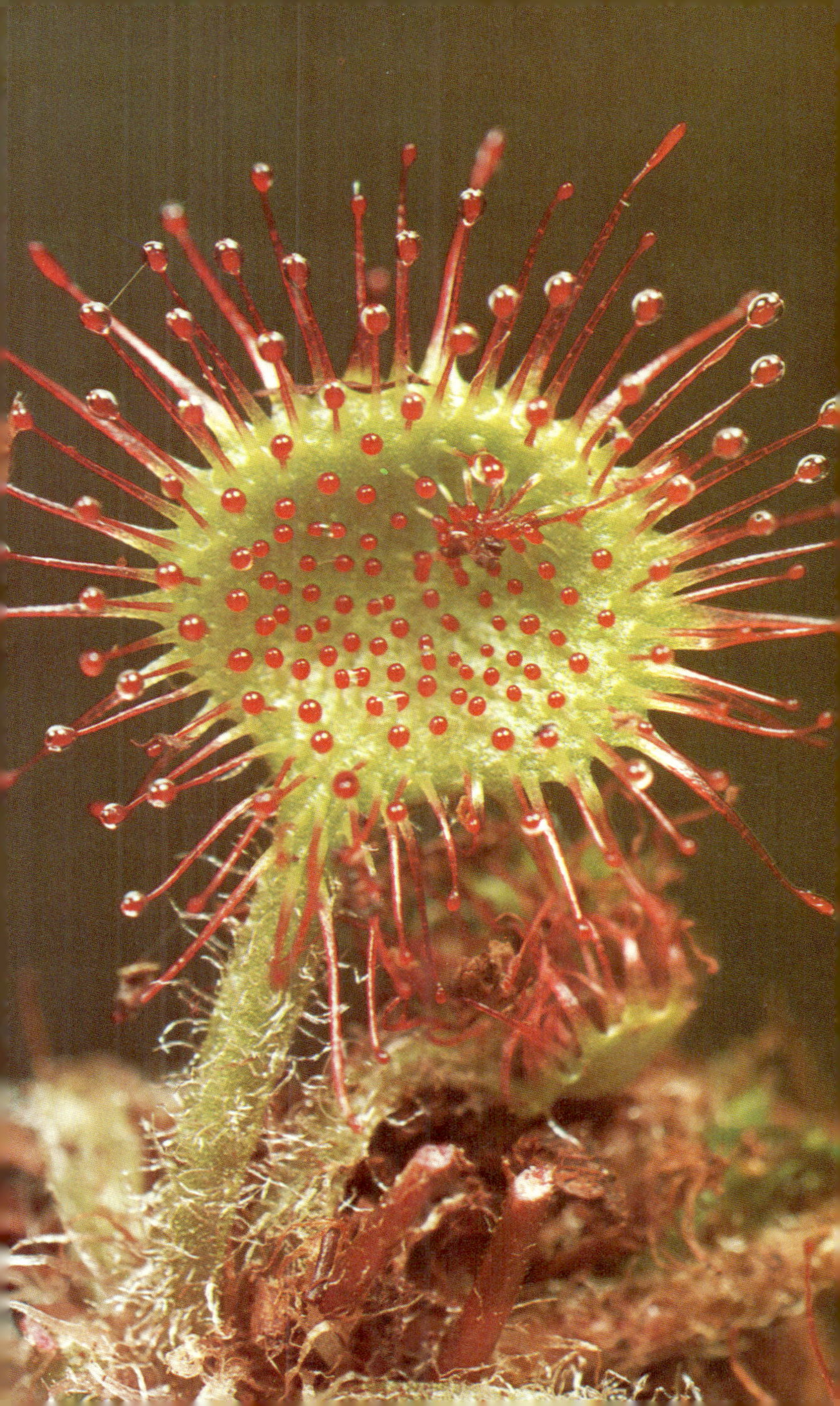

Rundblättriger Sonnentau (Bild Seite 69)

Drosera rotundifolia

Blüten weiß
Arzneipflanze

Andere Namen: Widerton, Sonnenlöffel, Sinntau.
Pflanze: 10 – 20 cm hoch, gesellig wachsend.
Blüten: Klein, weiß, fünfzählig. Sie öffnen sich nur in den Mittagsstunden.
Blütenstand: Einseitswendige Trauben.
Blütezeit: Juli und August.
Früchte: Einfächerige Kapsel, die sich mit Klappen öffnet.
Blätter: In einer grundständigen Rosette. Sie sind langgestielt, rund und etwas hohl und besitzen zahlreiche rote Stielchen mit kleinen Köpfchen, sogenannte Tentakeln.
Wurzel: Fein und faserig.
Stengel: Dünn, kahl, bis 20 cm lang.
Standort: In Torfmooren, an Bachufern und an Teichen.
Wert: Erkrankungen der Luftwege werden durch den Sonnentau günstig beeinflußt. Nur in kleinen Mengen genießbar als Tee.
Sammelzeit: Die Pflanze steht unter Naturschutz.

Gänseblümchen

Bellis perennis

Blüte weiß mit gelb
(Arzneipflanze) Wildgemüse

Andere Namen: Maßliebchen, Marienblümchen, Tausendschön.
Pflanze: 3 – 15 cm hoch, gesellig, auch noch bei Frost wachsend.
Blüten: Korbblüten mit außen rötlich getönten Zungenblüten, innen gelben Röhrenblüten. Sie schließen und senken sich am Abend.
Blütenstand: Endständige Einzelblüte.
Blütezeit: März bis Oktober.
Früchte: Klein, etwa 1 mm lang, mit doppelt-kegeligen Samen.
Blätter: Nur am Grunde wachsend als Rosette. Sie sind spatelförmig, fast ganzrandig und schwach behaart.
Stengel: Aufrecht, schwach behaart.
Standort: Fast überall, am liebsten auf lehmigem Boden.
Wert: Blätter roh als Gewürz aufs Brot oder als Salat. Gekocht als Gemüse. Die kleinen Blütenknospen werden als »Kapern« in Essig eingelegt.
Sammelzeit: Praktisch das ganze Jahr über.

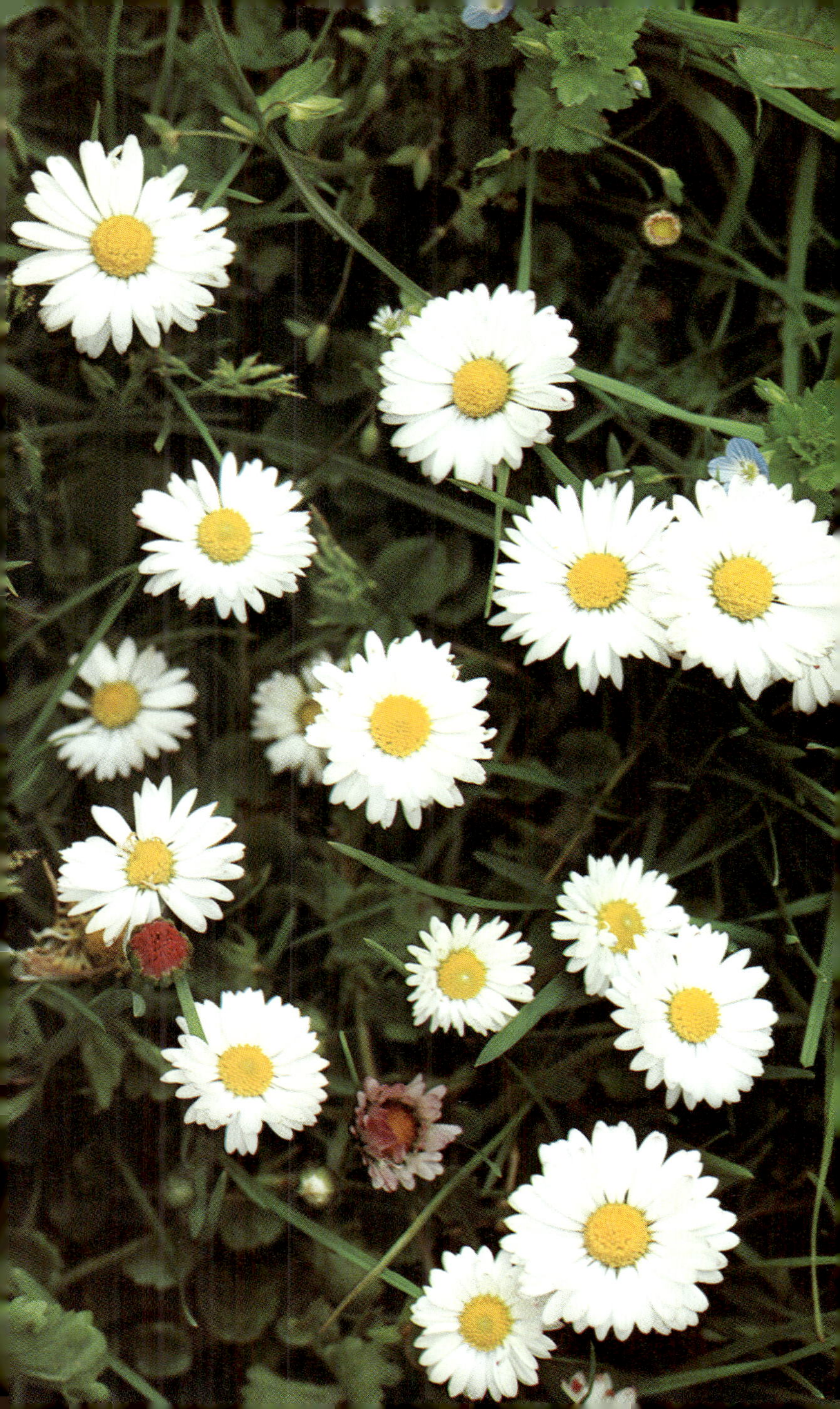

Bären-Lauch

Allium ursinum

Blüte weiß
Wildgemüse und Arzneipflanze

Andere Namen: Waldknoblauch, Zigeunerlauch, Ramsel.
Pflanze: In großen Gruppen wachsende, etwa 20 – 30 cm hohe Pflanze.
Blüten: Weiße, sternförmige Blüten mit dreikantigen Stengeln und Knoblauchgeruch.
Blütenstand: Eine vielblütige Scheindolde.
Blütezeit: April bis Juni.
Früchte: Kleine Kapseln, die jedoch sehr unscheinbar sind.
Blätter: Ähnlich denen des Maiglöckchens, aber – vor allem zerrieben – stark nach Knoblauch duftend, grundständig, groß.
Stengel: Dreikantig, stumpf, ziemlich lang, nackt.
Standort: In dichten, ausgedehnten Beständen in Laubwäldern und Parks. Liebt feuchten, humusreichen, lockeren Lehmboden.
Wert: Auszüge aus der Pflanze werden bei Krankheiten der Verdauungsorgane und bei Hautausschlägen verwendet. Im übrigen eignet sie sich für Wildgemüse, Salat, Suppengrün und Brotbelag.
Sammelzeit: Juli/August. Die Pflanze kann nicht getrocknet werden.

Maiglöckchen (+)

Convallaria majalis

Blüte weiß
Arzneipflanze

Andere Namen: Maiblume, Maililie.
Pflanze: 10 – 20 cm hoch, gesellig wachsend.
Blüten: Weiß, kugelig-glockig, mit gezacktem Rand.
Blütenstand: Einseitswendige, überhängende Traube.
Früchte: Rote, kugelige Beeren, die in kleinen Kämmerchen die blauen Samen enthalten.
Blätter: Grundständig, zu zweit wachsend, länglich-eiförmig, meist mehr oder weniger eingerollt.
Stengel: Glatt, grün, nicht beblättert.
Standort: Auf lockeren, warmen Böden, meist im Laubwald.
Wert: Blüten und Blätter als Droge bei Herzschwäche. Zubereitung und Verordnung ist ausschließlich Aufgabe des Fachmanns.
Blütezeit: Mai – Juni.
Sammelzeit: Die Pflanze sollte, da sie nur vom Fachmann verordnet werden darf, nicht gesammelt werden.

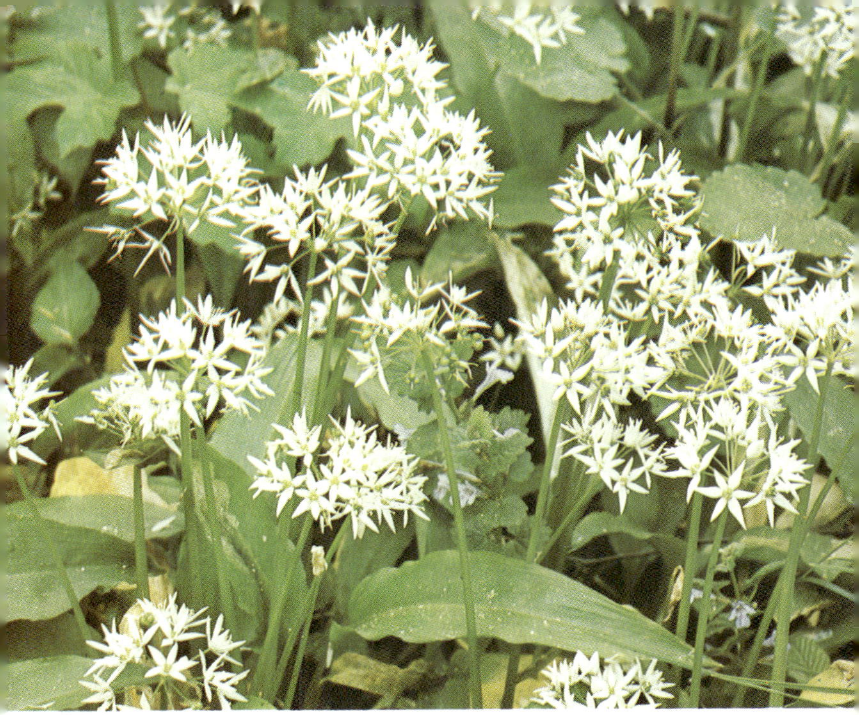

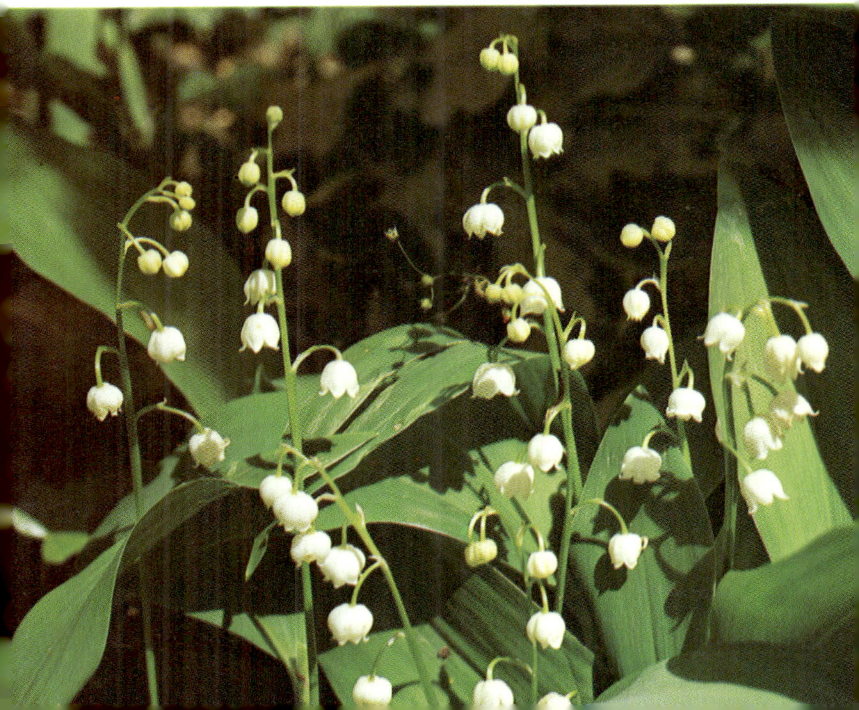

Weißer Germer

Veratrum album +

Blüte weiß-grünlich
Arzneipflanze

Andere Namen: Nieswurz, Lauskraut, Saugwurz.
Pflanze: 50 – 150 cm hoch.
Blüten: Außen weiß, innen grünlich, sechszählig, nicht sehr groß.
Blütenstand: Endständige Rispen.
Blütezeit: Juli bis September.
Früchte: Behaarte Kapseln, welche in 3hakige Spitzen auslaufen. Samen zahlreich, geflügelt.
Blätter: Wechselständig, stark riechend, eiförmig-lanzettlich oder etwas breiter ellyptisch, weichhaarig.
Stengel: Aufrecht.
Standort: In den Alpen und im Alpenvorland sowie in den süddeutschen Mittelgebirgen auf feuchten, sumpfigen Wiesen.
Wert: Bei Nervenschmerzen, Krämpfen, Herzschwäche und Durchfällen, aber nur auf ärztliche Anordnung, sehr hilfreich.
Sammelzeit: Wird wegen des starken Giftgehalts nur von Fachkräften gesammelt.

Salomonssiegel

(Bild Seite 76) (+)

Polygonatum odoratum

Blüte weiß
Arzneipflanze

Andere Namen: Echte oder gemeine Weißwurz, Springwurzel.
Pflanze: 30 – 50 cm hoch, gesellig wachsend.
Blüten: Weißlich, bauchig, verlängert-glockenförmig mit grünlichem Rand und ziemlich angenehmem Duft.
Blütenstand: Einzeln oder zu zweit in den Blattachseln wachsend.
Blütezeit: Mai und Juni.
Früchte: Erst rote, später schwarzblaue, giftige Beeren.
Blätter: Wechselständig, zweireihig, eiförmig-zugespitzt und ganzrandig. Sie ähneln den Maiglöckchenblättern.
Stengel: Kantig, an den Blattachseln meist abgebogen.
Wurzel: Weißer, dicker Wurzelstock, der sich im Boden ausbreitet.
Standort: Helle, trockene Laub- oder Kiefernwälder. Die Pflanze benötigt kalkhaltigen, lockeren oder sandigen Boden.
Wert: Wird höchstens noch als Herzmittel verwendet. Keine Eigenbehandlung! Umschläge bei Quetschungen u. ä. (äußerlich!).
Sammelzeit: April und Mai die Wurzel. Sie wird nur vom Fachmann gesammelt!

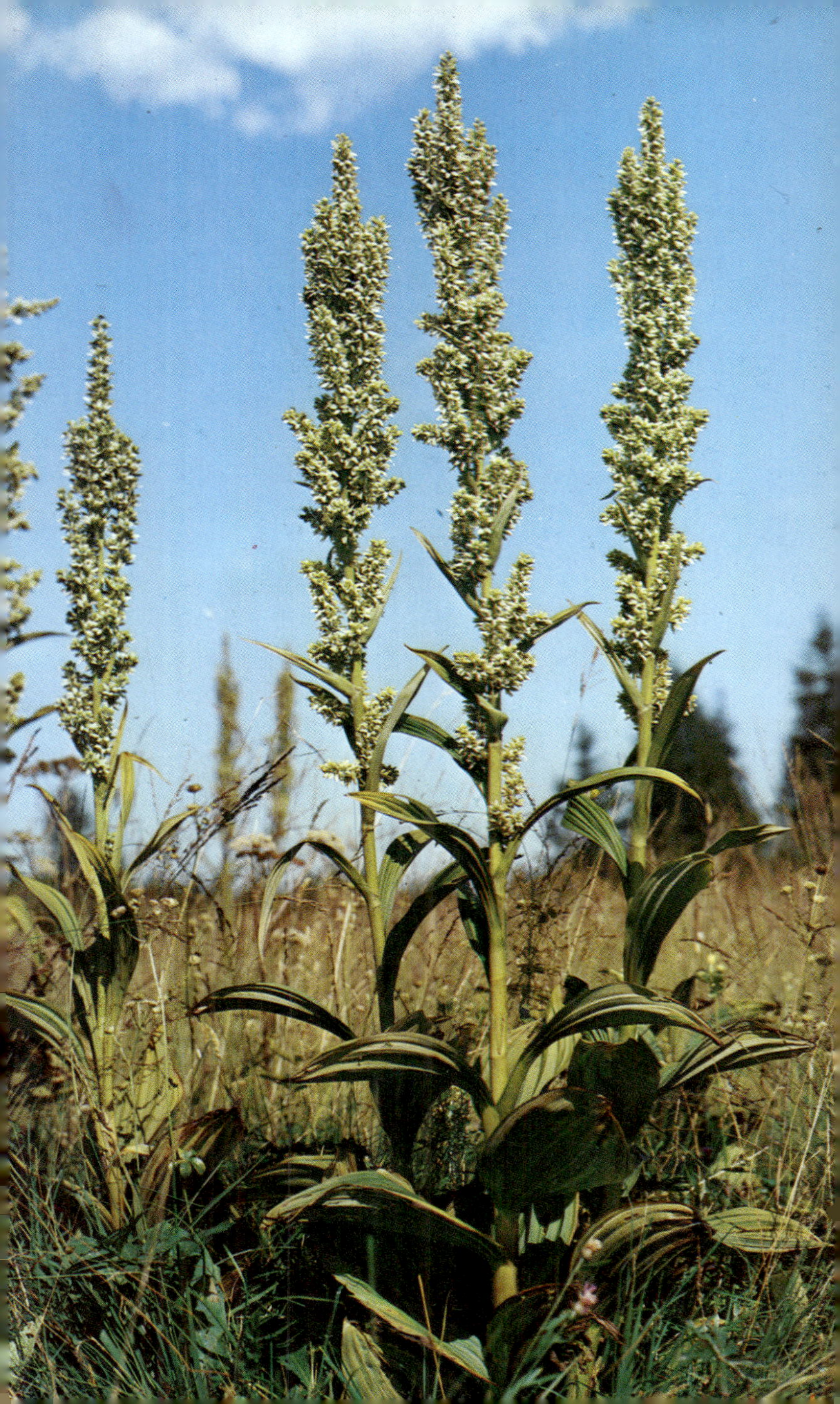

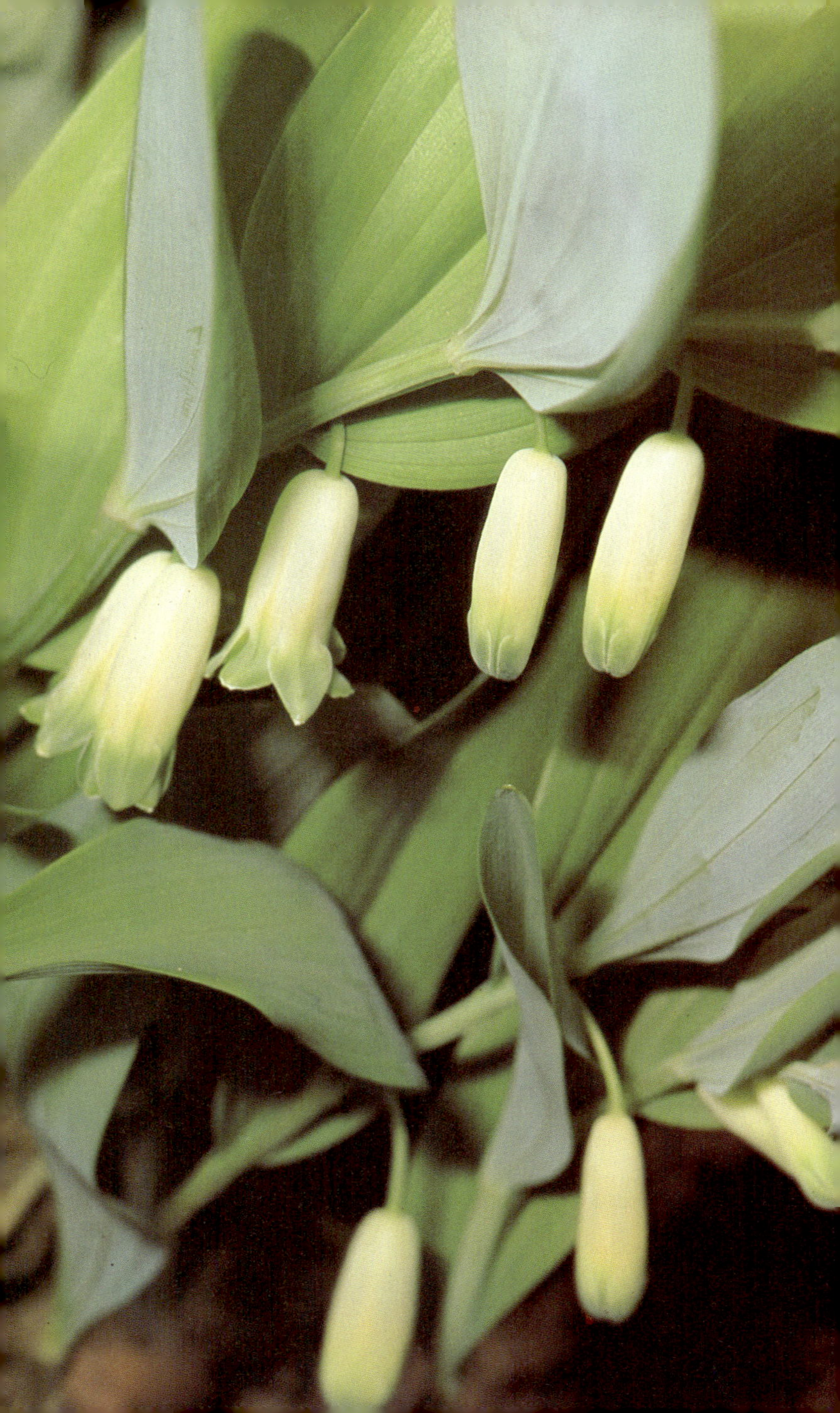

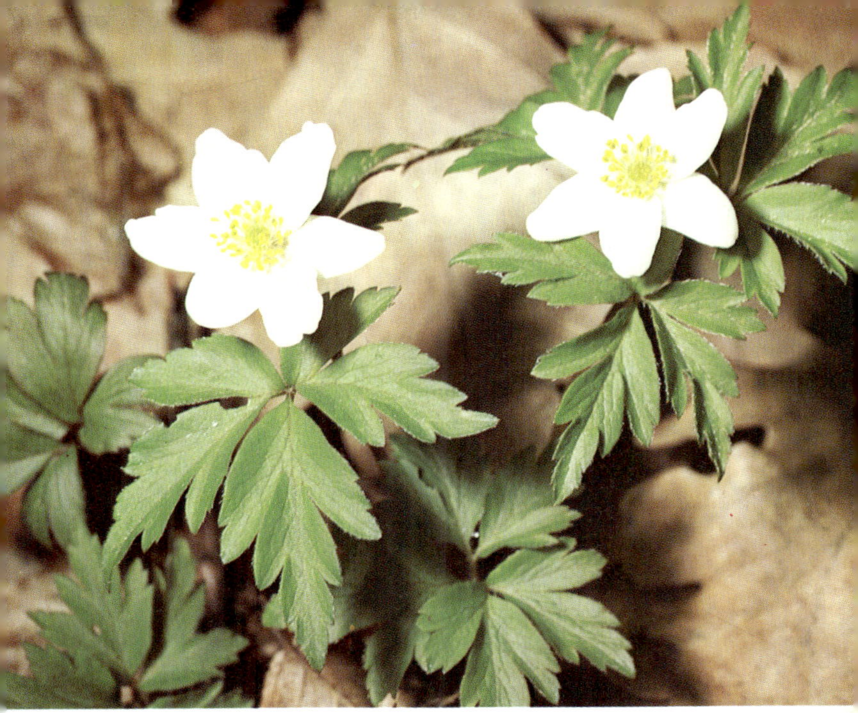

Buschwindröschen (+)

Anemone nemorosa

Blüte weiß
Arzneipflanze

Andere Namen: Waldanemone, Anemone, Weiße Osterblume.
Pflanze: Höhe etwa 20 cm. Wächst sehr gesellig und bedeckt oft große Flächen in lichten Laubwäldern.
Blüten: Eine weiße Blüte (selten etwas rötlich getönt) mit 6 Blütenblättern, die außen gelegentlich rötlich überlaufen sind. Sie sind glatt oder kaum behaart.
Blütenstand: Die Einzelblüten entspringen einem Stengel, der aus einem hochstehenden Blattquirl herauswächst.
Blütezeit: März und April.
Früchte: Kleine Nüßchen, welche je 1 Samen enthalten.
Blätter: Wachsen oft erst nach der Blüte. Sie sind fiederteilig, gekerbt-gezähnt, oft aber nur stumpf gesägt.
Stengel: Aufrecht, aus einem überwinternden Wurzelstock hervorwachsend.
Standort: Laubwälder und Parks, sehr gesellig.
Wert: Giftig. Das Kraut wird für Umschläge verwendet. Die positive Wirkung, die der Anemone bei Augenkrankheiten zugeschrieben wird, ist nicht verbürgt. Keine Eigenbehandlung!
Sammelzeit: März und April. Das Kraut der Blüte darf nur vom Fachmann gesammelt werden!

Bild links: **Salomonssiegel**
(Beschreibung Seite 74)

Weiße Taubnessel

Lamium album

Blüte weiß
Arzneipflanze und Wildgemüse

Andere Namen: Bienensaug, Falsche Brennessel, Milde oder Zahme Nessel.
Pflanze: 40 – 50 cm hoch. Wächst gesellig.
Blüten: Weiße Lippenblüten (Unterlippe aus zweilappigem Zipfel).
Blütenstand: Jeweils 6 – 8 Blüten in Scheinquirlen in den Blattachseln.
Blütezeit: April bis Oktober.
Früchte: Kleine rundliche Samen.
Blätter: Ähnlich wie bei der Brennessel, aber ohne Brennhaare. Sie sind herzförmig, gegenständig, ungleich gesägt, zugespitzt.
Standort: Waldränder, Wege, Gebüsch, Schutthalden, Wiesen.
Wert:

a) Heilpflanze gegen Erkrankungen der Atmungsorgane, gegen Nieren- und Blasenerkrankungen und gegen Weißfluß. Anwendung als Tee oder in Pulverform. Heilstoffe: Saponin, Gerbstoffe.
b) Für Wildspinat und Kräutersuppen (möglichst junge Blätter verwenden).

Sammelzeit: Mai und Juni.

Brombeere

Rubus fruticosus

Blüte weiß bis rötlich
Heilpflanze

Andere Namen: Dornbeere, Brambeere.
Pflanze: Bis 2 m hoher Strauch, gesellig wachsend.
Blüten: Fünfzählig, weißlich bis rötlich, meist auf der Außenseite der Blütenblätter mehr oder weniger rot getönt.
Blütenstand: Lockere Trugdolden.
Blütezeit: Juni bis Juli.
Früchte: Beeren aus vielen verwachsenen, blauen, winzigen Steinfrüchtchen.
Blätter: Wechselständig, gefiedert, drei- bis siebenzählig. Die Stiele und die Blattnerven sind bestachelt.
Stengel: Nach der Fruchtbildung absterbend bzw. unfruchtbar werdend, stachelig. Die unfruchtbaren Zweige können im Boden neu Wurzeln schlagen.
Standort: In Wäldern, auf Heiden und an Wegrändern gesellig.
Wert: Blutreinigung, auch bei Erkrankungen der Atemwege nützlich.
Sammelzeit: Junge Blätter im Sommer, Früchte und Wurzeln im Herbst.

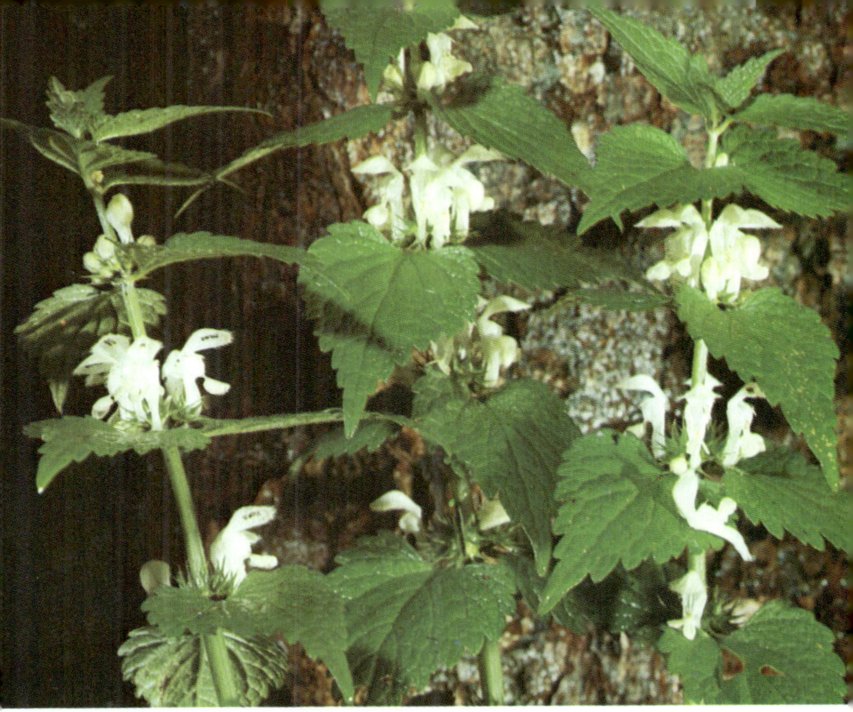

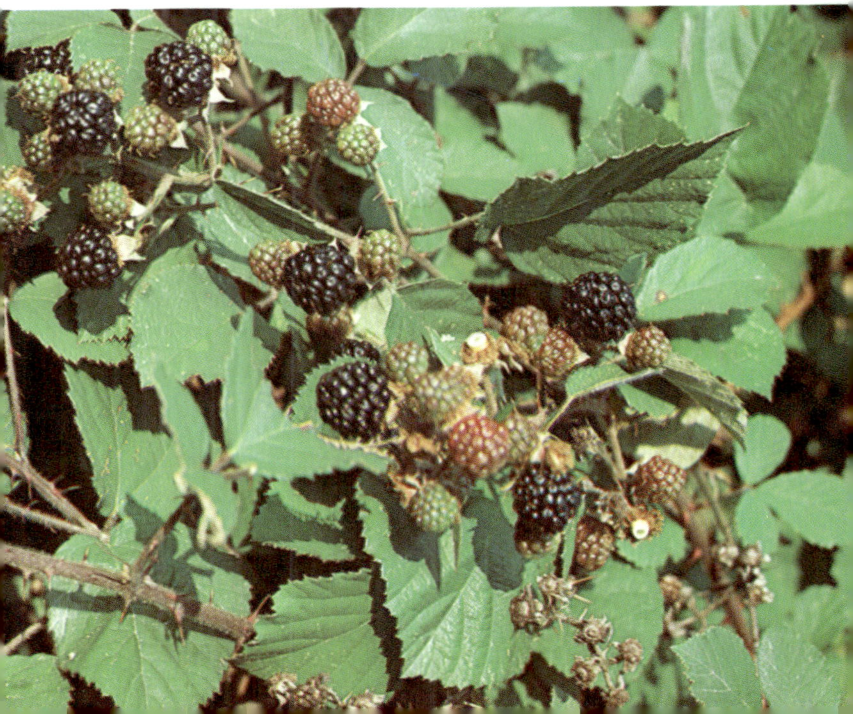

Wildrose

Rosa spec.

Blüte rötlich
Heilpflanze

Andere Namen: Hagebutte, Hundsrose, Heckenrose.
Pflanze: Bis 2,5 m hoch, oft gesellig wachsend.
Blüten: Blaßrot bis hellrosa, fünfzählig, leicht duftend.
Blütenstand: Ein bis vier Blüten an den Zweigspitzen.
Blütezeit: Juni.
Früchte: Kugelig bis länglich, orangefarben, später scharlachrot, bis 2 cm lang (Hagebutten).
Blätter: Wechselständig, unpaarig gefiedert, gezähnt bis doppelt gesägt, drüsig, bestachelt.
Stengel/Zweige: Bestachelt, erst aufrecht, später gebogen.
Wurzel: Kräftig, breitet sich durch unterirdische Ausläufer immer weiter aus.
Standort: Wälder, Waldrand, Wegränder, auch in Feldern.
Wert: Zur Anregung des Stoffwechsels, bei Keuchhusten und Darmerkrankungen sehr hilfreich.
Sammelzeit: Früchte im Spätherbst, junge Triebe im April und Mai.

Preiselbeere (Bild Seite 82)

Vaccinium vitis-idaea

Blüte weiß bis rötlich
Heilpflanze

Andere Namen: Steinbeere, Preuschelbeere, Jägerbeere, Speckbeere.
Pflanze: Bis 30 cm hohes Kraut; gesellig wachsend.
Blüten: Glockig, weißlich bis rötlich, klein.
Blütenstand: Kurze Trauben.
Blütezeit: Mai bis Juli.
Früchte: Rote, glänzende Beeren mit herbem Geschmack.
Blätter: Lederartig, am Rand umgerollt, unten braunpunktiert, oval, am Rande leicht gesägt.
Stengel: Etwas brüchig, kantig, auch im Winter mit Blättern.
Standort: Gebirgswälder, sandige oder torfige Wiesen im Hügelland und im Alpenvorland.
Wert: Gegen Husten, fördert die Harnabsonderung, nervenberuhigend.
Sammelzeit: Beeren und Blätter von Juli bis Oktober.

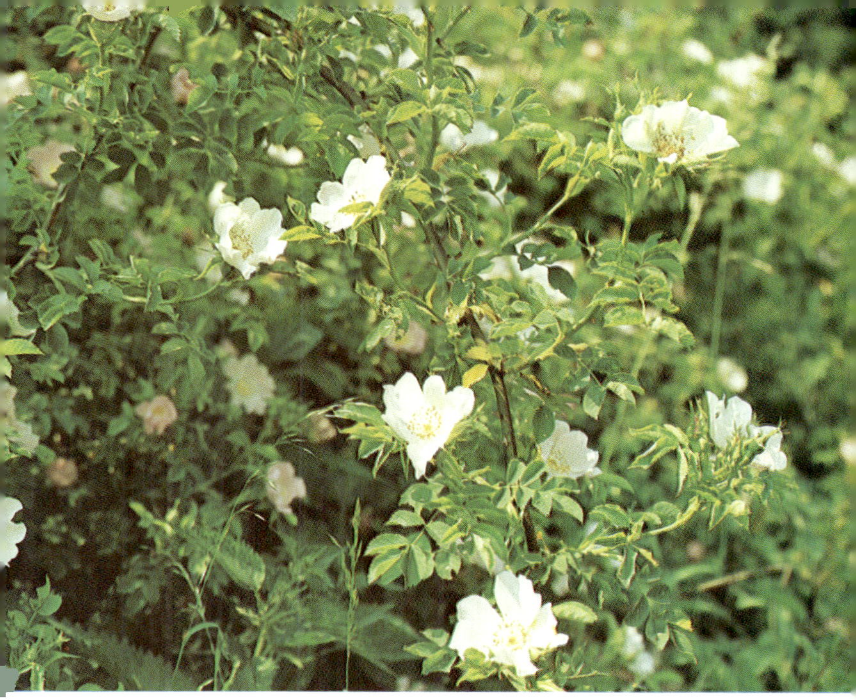

Bild oben: **Blühende Heckenrose;** unten: reife Frucht

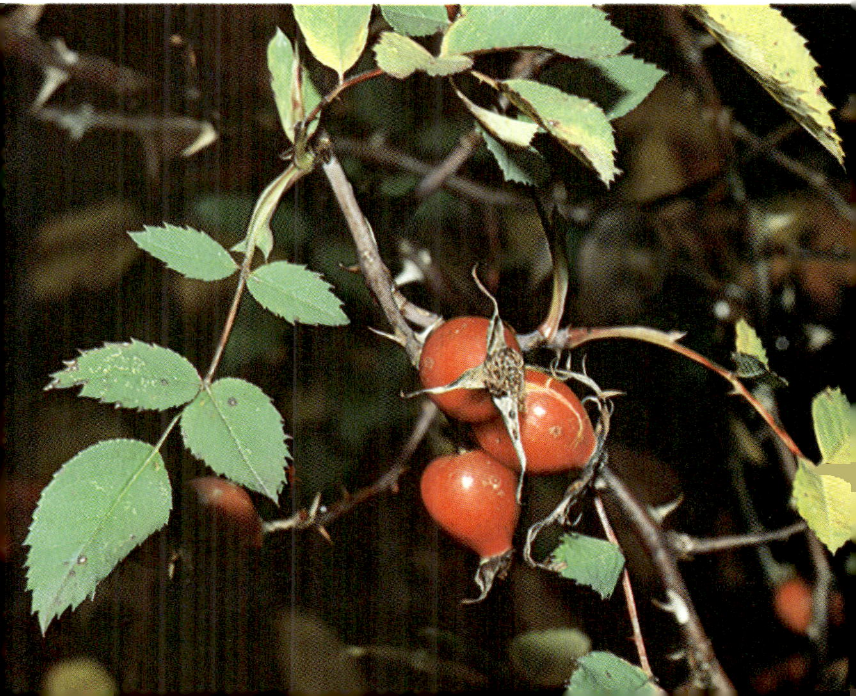

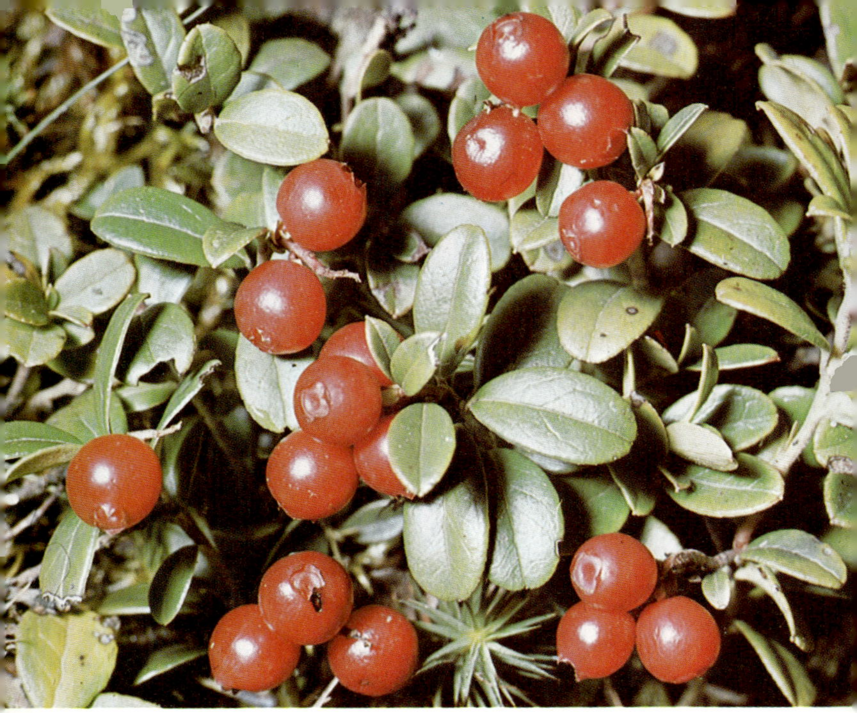

Preiselbeere (Beschreibung Seite 80)

Echter Baldrian

Valeriana officinalis

Blüte fleischrot bis weiß-rötlich
Arzneipflanze

Andere Namen: Hexenkraut, Katzenkraut.
Pflanze: Bis 1,70 m hoch, gesellig wachsend.
Blüten: Fleischrot bis weiß-rötlich, fünfzählig, klein.
Blütenstand: Endständige Doldenrispe.
Blütezeit: Juni bis August.
Früchte: Gefiederte Samen.
Blätter: Gegenständig, groß, fiederförmig mit bis zu 21 Teilblättchen.
Stengel: Hohl, einfach und gefurcht.
Wurzel: Stark verzweigt, braun, mit bitterem, scharfem Geschmack. Strömt den typischen Baldriangeruch aus.
Standort: In feuchten Wäldern, auf Lichtungen und in Wiesen.
Wert: Sehr heilsam bei Entzündungen, Krämpfen und Kopfschmerzen. Schlafmittel.
Sammelzeit: Wurzeln im September und Oktober.

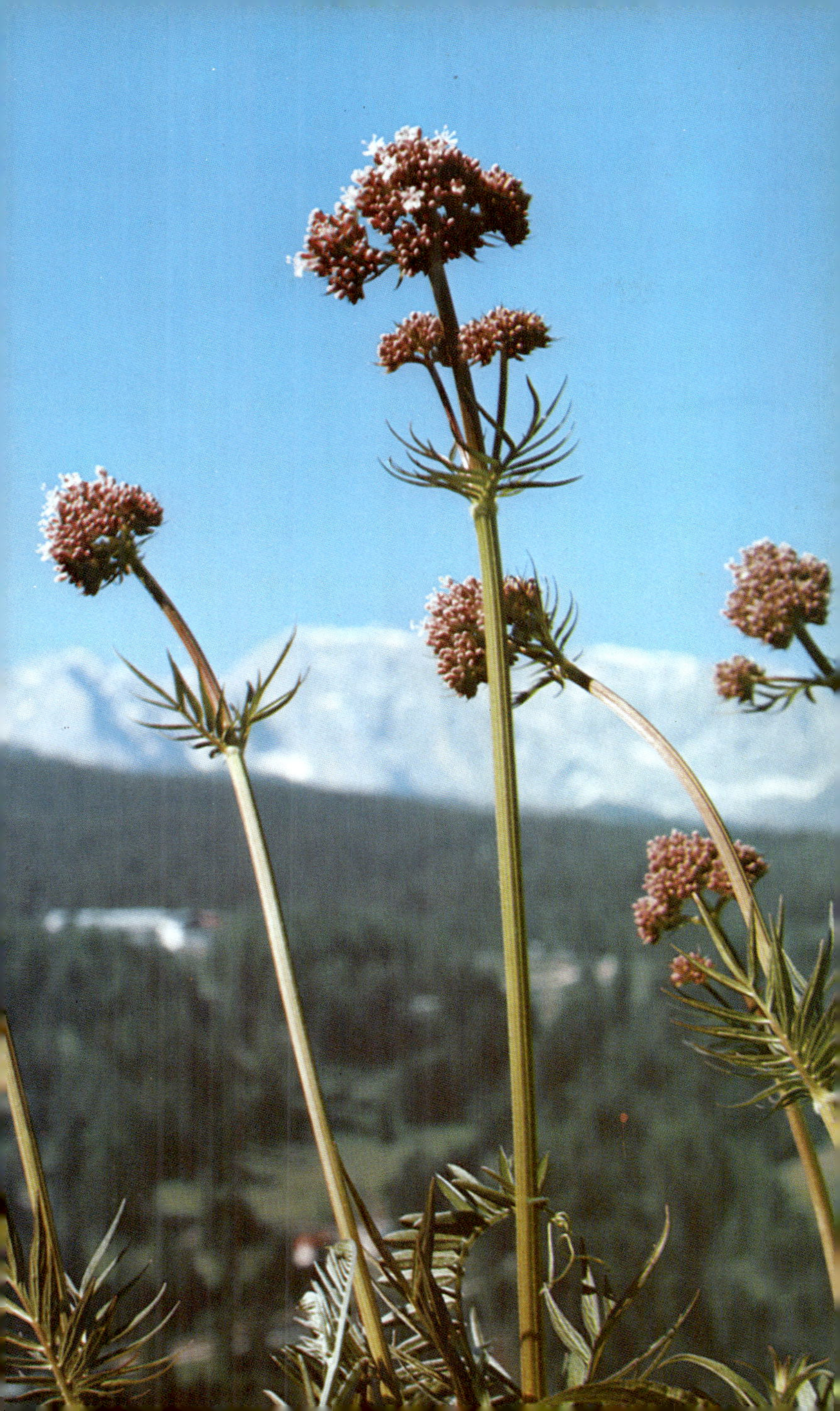

Rundblättriges Wintergrün

Pyrola rotundifolia

Blüte weiß bis rötlich
Arzneipflanze

Andere Namen: Großes Wintergrün.
Pflanze: 15 – 30 cm hoch, selten.
Blüten: Weiß bis rötlich, fünfzählig, nickend und ziemlich klein.
Blütenstand: Allseitswendige Traube mit 10 – 30 Blüten.
Blütezeit: Juli bis Oktober.
Früchte: Kleine Kapselfrüchte.
Blätter: Immergrün, fast lederartig, rosettenförmig, am Rande fein gekerbt, etwas länglich.
Stengel: Stumpfkantig.
Standort: Misch- und Nadelwälder mit schwach saurem Boden.
Wert: Wirkstoffe heute durch synthetische, bessere ersetzt. Wegen der Nebenwirkungen sollte die Pflanze nicht gesammelt werden.
Sammelzeit: Während der Blütezeit.

Fieberklee (Bild Seite 86)

Menyanthes trifoliata

Blüte weiß bis rosa
Arzneipflanze

Andere Namen: Dreikohl, Judenklee, Idderichskraut, Bitterklee.
Pflanze: 15 – 30 cm hoch. Rasig wachsend, aber selten.
Blüten: Weiß bis rosa, mit zurückgeschlagenen, bärtigen Zipfeln, fünfstrahlig.
Blütenstand: Dichte Trauben.
Blätter: Grundständig, langgestielt, kleeartig, aber viel größer, derb, dreiteilig.
Stengel: Kahl, etwas gebogen.
Blütezeit: April bis Juni.
Früchte: Kapseln mit 2 Klappen.
Wurzel: Lang, ästig und kriechend.
Standort: In Mooren, an Bach- und Seeufern, auch in Sumpfwiesen, gesellig.
Wert: Wird homöopathisch bei Neuralgien und nervöser Erschöpfung angewandt.
Sammelzeit: Blätter während der Blüte im April bis Juni.

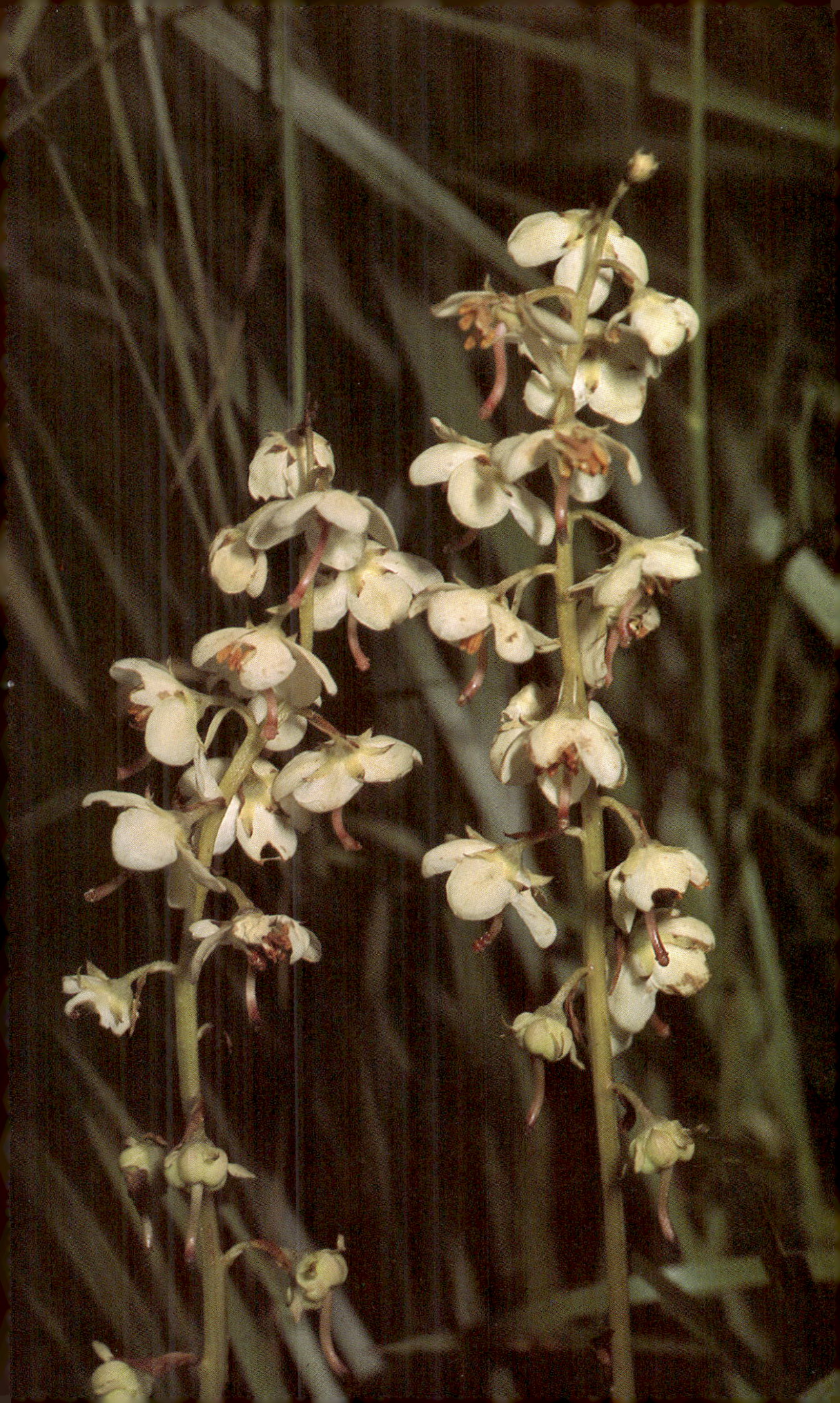

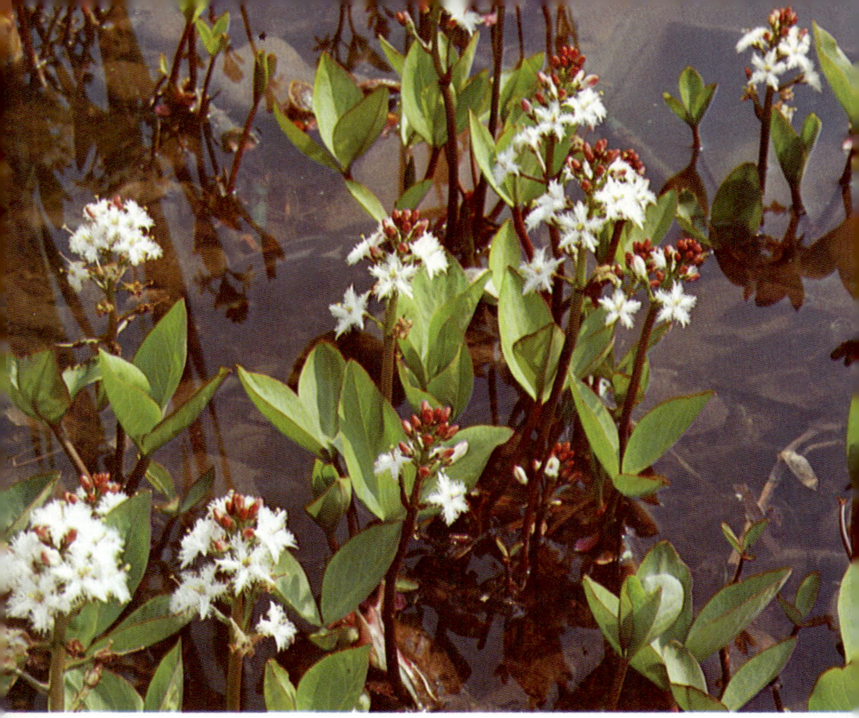

Fieberklee (Beschreibung Seite 84)

Gemeine Schafgarbe

Achillea millefolium

Blüte weiß, rosa oder rötlich
Arzneipflanze und Wildsalat

Andere Namen: Bauchwehkraut, Katzenschwanz, Tausendblatt.
Pflanze: 30 – 70 cm hoch. Wächst gesellig.
Blüten: Weiße, rosa oder rötliche Zungenblüten, innen gelbweiße Röhrenblüten.
Blütenstand: Trugdolden an den Zweigspitzen körbchenartig.
Blütezeit: Juni bis September.
Früchte: Kleine, einsamige Schließfrüchte.
Blätter: Doppelt-gefiedert, länglich, dunkelgrün.
Stengel: Eckig, behaart.
Standort: Wiesen, Wegränder, sonnige Hänge.
Wert:
a) Heilmittel bei Wunden, Geschwüren, Frostbeulen, Krämpfen, Blasen- und Nierenleiden. Verwendung als Tee, Extrakt und als Badezusatz.
b) Roh (gut gesäubert!) feingehackt als Brotbelag.
Sammelzeit: Juni bis August.
Anmerkung: Die Pflanze riecht aromatisch. Nicht in zu großen Mengen verwenden, da Kopfschmerzen oder Hautausschläge entstehen können!

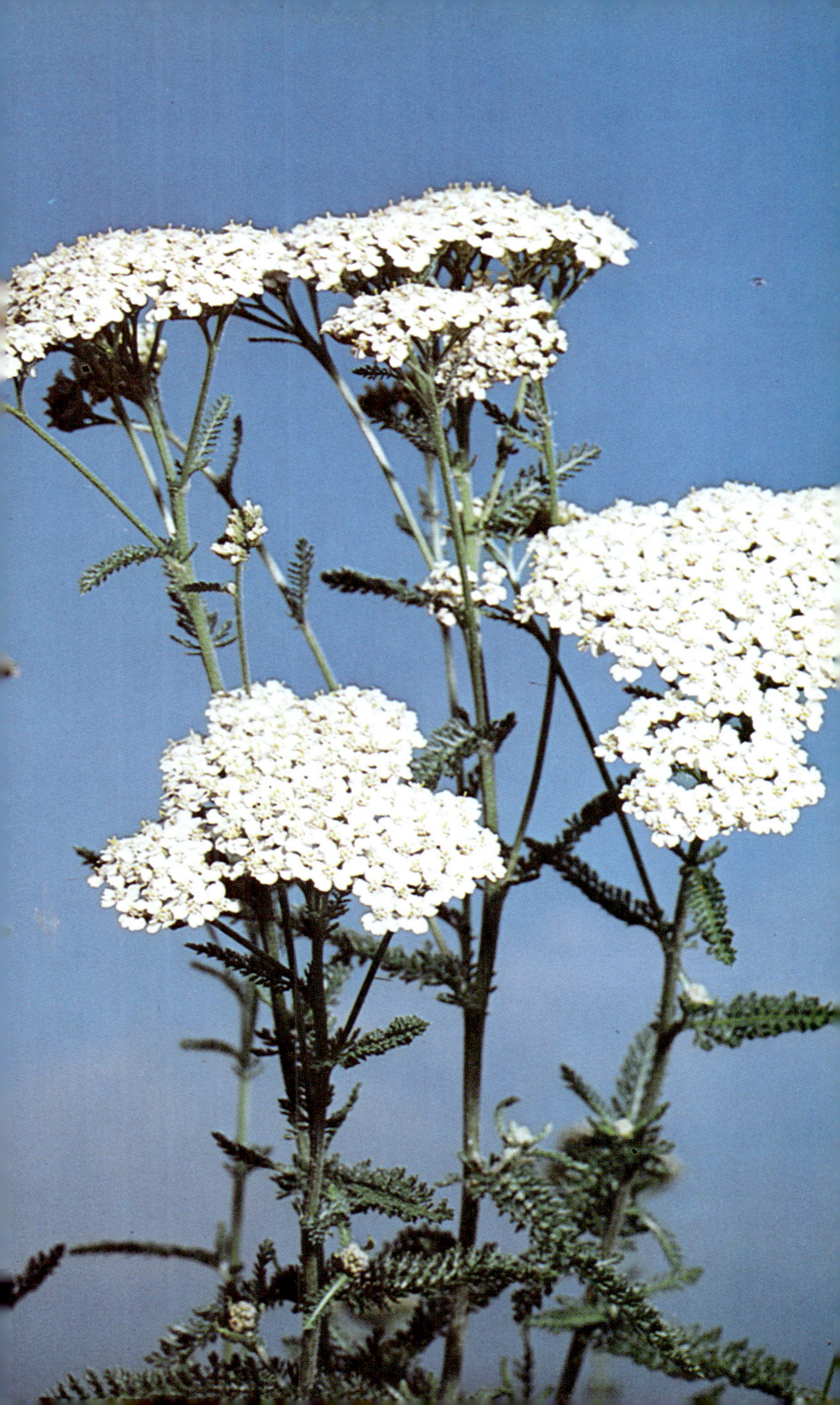

Bachnelkenwurz

Geum rivale

Blüte rötlich
Heilpflanze

Andere Namen: Sumpf- oder Ufernelkenwurz.
Pflanze: Bis 50 cm hoch, gesellig wachsend.
Blüten: Außen rotbraun, innen gelb und rötlich geädert, nickend. Fünfzählig, zum Teil mit 6 Blütenblättern.
Blütenstand: Mehrere am Stengel verteilte Blüten.
Blütezeit: Juli und August.
Früchte: Langgestielte, geschwänzte Sammelfrüchte.
Blätter: Fiederteilig, mit großen Endblättchen, fast rundlich.
Stengel: Behaart, aufwärtsstrebend.
Wurzel: Fingerdicker Wurzelstock mit nelkenartigem Geruch; er gab der Pflanze ihren Namen.
Standort: Liebt besonders feuchte Standorte (Erlenbrüche, Gebüsche).
Wert: Tee bzw. Wein aus Bachnelkenwurz wird gegen Durchfall und bei Appetitlosigkeit angewendet.
Sammelzeit: Kraut und Wurzeln im Juli und August.

Tausendgüldenkraut

Centaurium umbellatum

Blüten hellrot
Arzneipflanze

Andere Namen: Erdgalle, Fieberkraut, Magenkraut.
Pflanze: Höhe 20 – 40 cm, gesellig wachsend.
Blüten: Hellrot, fünfstrahlig. Öffnet sich nur bei direkter Sonnenbestrahlung.
Blütenstand: Flache Trugdolde.
Blütezeit: Juni bis Oktober.
Früchte: Kleine Kapseln mit zahlreichen Samen.
Blätter: Am Grunde rosettenartig, am Stengel gegenständig, länglich-eiförmig, unbehaart, fünfnervig.
Stengel: Vierkantig, erst an der Spitze verzweigt.
Standort: Auf sandigen, trockenen Böden, auf Abhängen, an Waldrändern und auf Kahlschlägen.
Wert: Sehr vielseitiges Heilmittel, besonders bei Magenbeschwerden und Verdauungsstörungen. Es wird meist in Form von Tee angewandt.
Sammelzeit: Während der Blütezeit. Die Pflanze ist teilweise geschützt und darf nur in kleineren Mengen gesammelt werden; Wurzel und Blattrosetten dürfen nicht beschädigt werden.

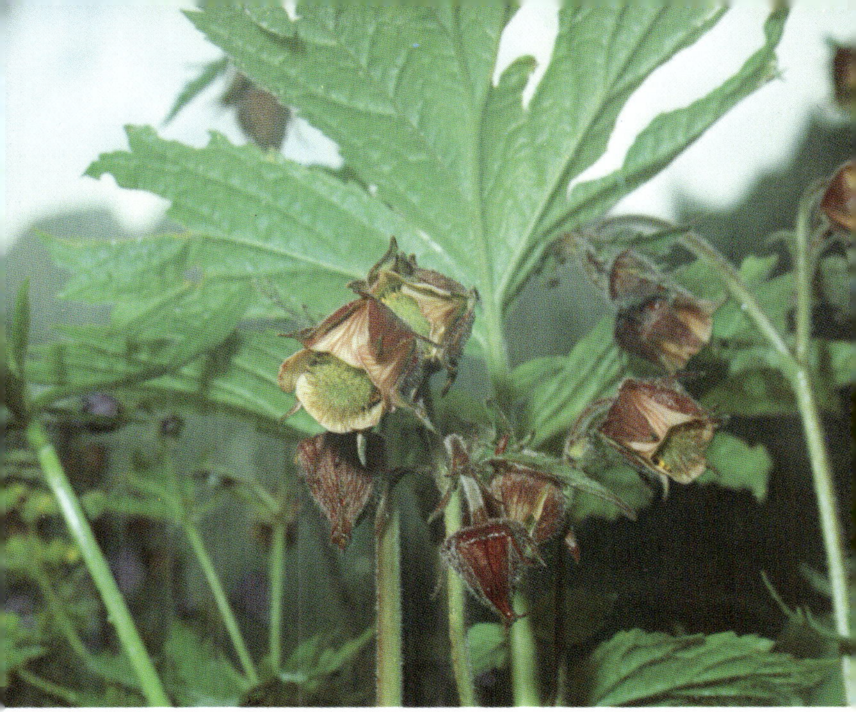

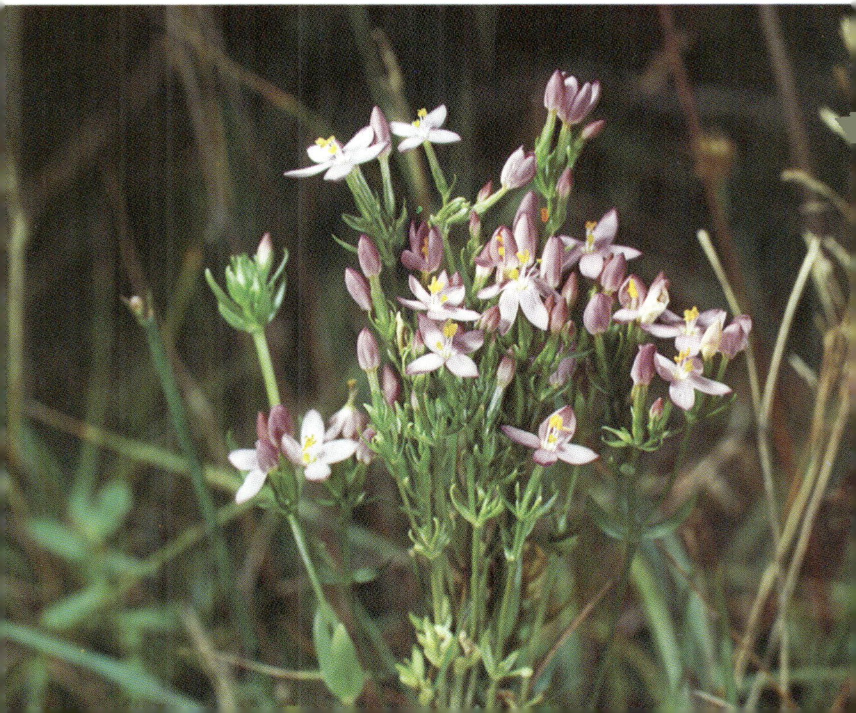

Gemeiner Hohlzahn

Galeopsis tetrahit

Blüte rötlich
Arzneipflanze

Andere Namen: Stechender Hohlzahn.
Pflanze: 20 – 80 cm hoch, gesellig wachsend.
Blüten: Taubnesselähnliche Lippenblüte mit helmförmiger Oberlippe und einer Unterlippe, die auf jeder Seite einen hohlen »Zahn« besitzt.
Blütenstand: Vielblütige Scheinquirle.
Blütezeit: Juli bis September.
Früchte: Vierteilige, kleine Nüßchen.
Blätter: Langgestielt, eiförmig-lanzettlich, gegenständig oder quirl-ständig.
Stengel: Einfach oder verzweigt, an den Gelenken etwas behaart.
Standort: Häufiges Unkraut auf Äckern, an Wegen und am Waldrand.
Wert: Bei Erkrankungen der Atemwege, des Magens und der Därme sehr wertvoll (als Aufguß).
Sammelzeit: Während der Blüte.

Quendel (Bild Seite 92)

Thymus serphyllum

Blüte rotlila, malvenfarben
Arzneipflanze

Andere Namen: Feldkümmel, Feldthymian, Sandthymian.
Pflanze: 5 – 30 cm hoch, gesellig wachsend.
Blüten: Kleine, rötliche Lippenblüten, von denen 3 – 6 in den Blattachseln stehen; Unterlippe dreiteilig.
Blütenstand: Kopfige, kleine Scheinähren.
Blütezeit: Juli bis September.
Früchte: Kleine, unscheinbare Samen.
Blätter: Kreuz-gegenständig, etwas lederartig, länglich-ellyptisch, zerrieben stark riechend.
Stengel: Niederliegend oder aufsteigend, am Grunde verholzt, kaum kantig, aber ringsum behaart.
Standort: Liebt lockere, sandige oder steinige Böden. Überwiegend auf Trockenrasen, Heiden und Triften anzutreffen.
Wert: Heilsam bei Erkrankungen der Luftwege, des Magens und bei Krämpfen.
Sammelzeit: Im Juli und August das blühende Kraut.

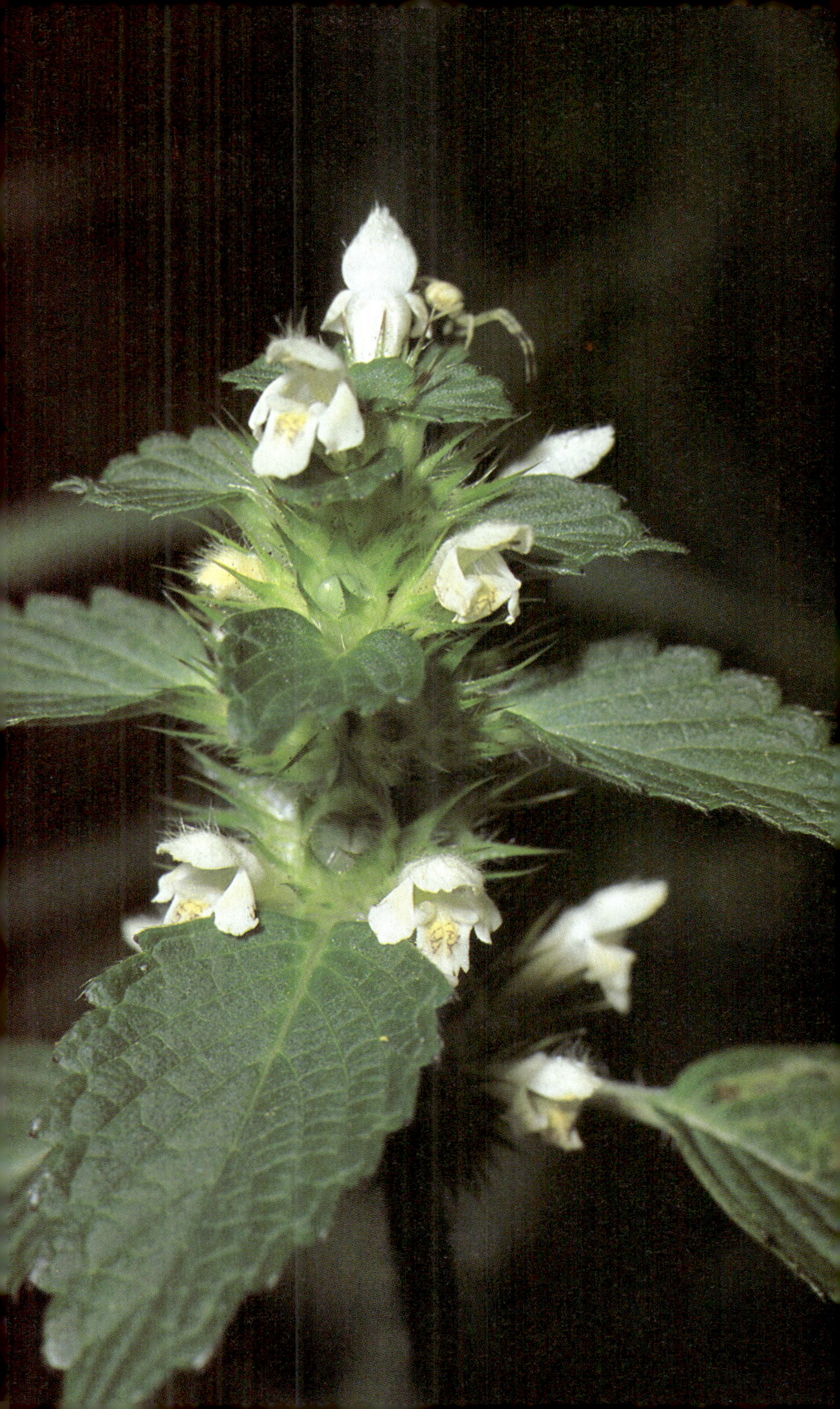

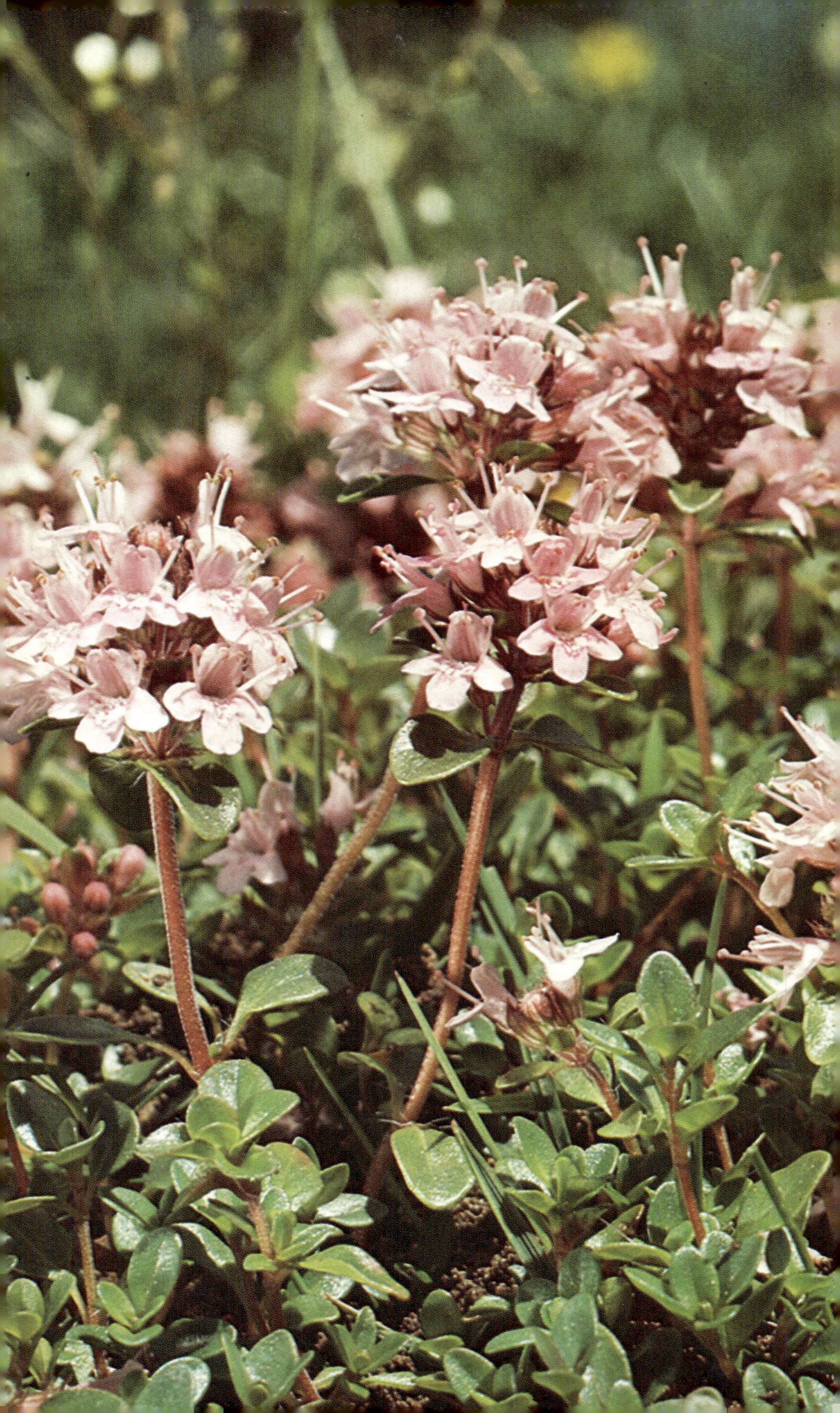

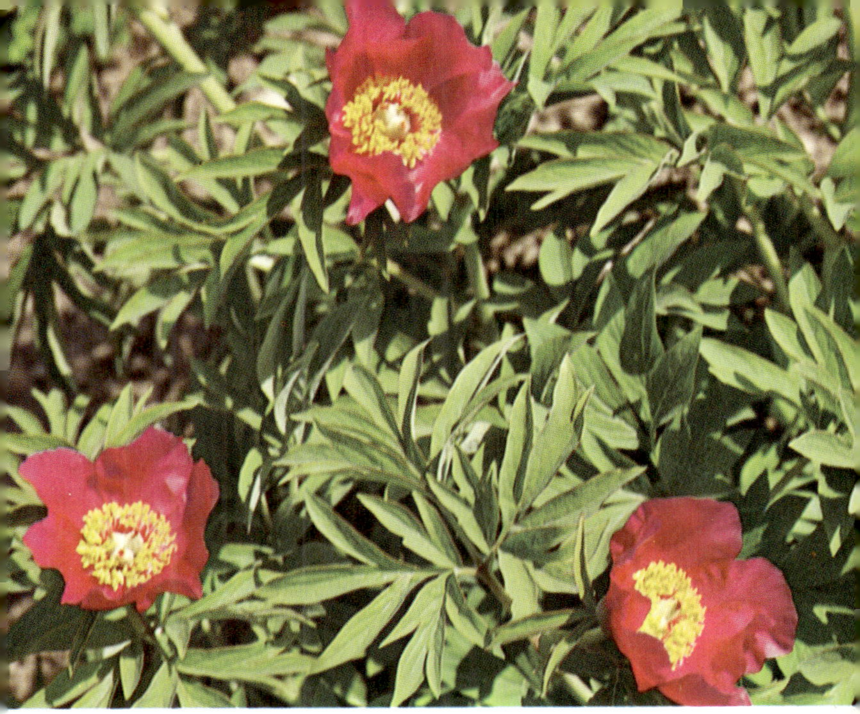

Echte Pfingstrose (+)

Paeonia officinalis

Blüte rot
Arzneipflanze

Andere Namen: Päonie, Springwurzel, Gichtrose.
Pflanze: 60 – 80 cm hoch, meist kultiviert, in kleinen Gruppen.
Blüten: Leuchtend rot, mit am Grunde vereinigten Staubblättern.
Blütenstand: Einzeln, endständig.
Blütezeit: Mai bis Juni.
Früchte: Schmutzig graubräunliche Balgfrüchte mit glänzendschwarzen Samen.
Blätter: Groß, fest, doppelt dreizählig, unterseits heller als oben, länglich-oval und etwas zugespitzt.
Stengel: Krautig, aufrecht, fest und etwas zäh.
Wurzel: Lang und knollig, mit betäubendem Geruch.
Standort: An Berghängen; meist als Zierpflanze angepflanzt.
Wert: Wird in der Homöopathie gegen Rheuma verwendet.
Sammelzeit: Die Wurzeln im Frühjahr und Herbst.

Bild links: **Quendel** (stark vergrößert)
(Beschreibung Seite 90)

Ehrenpreis

Veronica officinalis

Blüte blaßblau
Heilpflanze

Andere Namen: Veronikakraut, Wundkraut, Männertreu, Bachbunge.
Pflanze: Bis 50 cm hoch, gesellig wachsend.
Blüten: Blaßblau, etwa 1 cm breit, vierzählig, Stiel behaart.
Blütenstand: Lockere Traube.
Blütezeit: Mai bis August.
Früchte: Verkehrt herzförmige, fast dreieckige Kapsel.
Blätter: Kurzgestielt, eiförmig bis lanzettlich, am Rand gesägt (-gekerbt). Zu zweien einander gegenüber am Stengel angeordnet.
Stengel: Am Boden kriechend, behaart.
Standort: Kalkhaltige, steinige Böden, auf trockenen Wiesen, an Wegrändern und auf Halden.
Wert: Tees und Fußbäder helfen gegen Darm- bzw. Hautleiden, der Tee außerdem bei Bronchitis.
Sammelzeit: Juni bis August, blühendes Kraut.

Lein

Linum usitatissimum

Blüte blau
Arzneipflanze

Andere Namen: Flachs, Haarlinsen, Leinkörnle, Leinwanzen.
Pflanze: 50 – 90 cm hoch, gesellig wachsend.
Blüten: Fünfzählig, blau bis blaßblau (eine Art auch weiß).
Blütenstand: Endständige Einzelblüten.
Blütezeit: Juni bis August.
Früchte: Erbsenförmige Kapseln mit je 10 Samen, die eiförmig, platt und rötlichbraun sind.
Blätter: Wechselständig, schmal-lanzettlich, stellenweise aber auch fast gegenständig (je nach Art).
Stengel: Fast glatt, teilt sich oben meist gabelig.
Wurzel: Dünn und faserig.
Standort: Bei uns meist auf Äckern angebaut.
Wert: Die Leinsamen werden in verschiedener Form angewandt, vor allem bei Verdauungsbeschwerden, Koliken und Prellungen.
Sammelzeit: Die Pflanze steht unter Naturschutz!

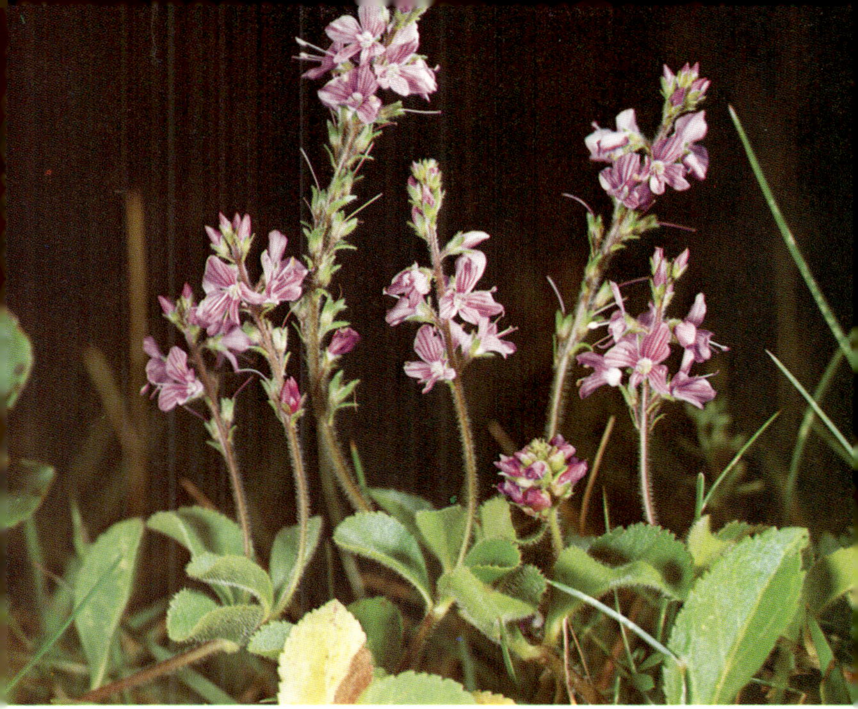
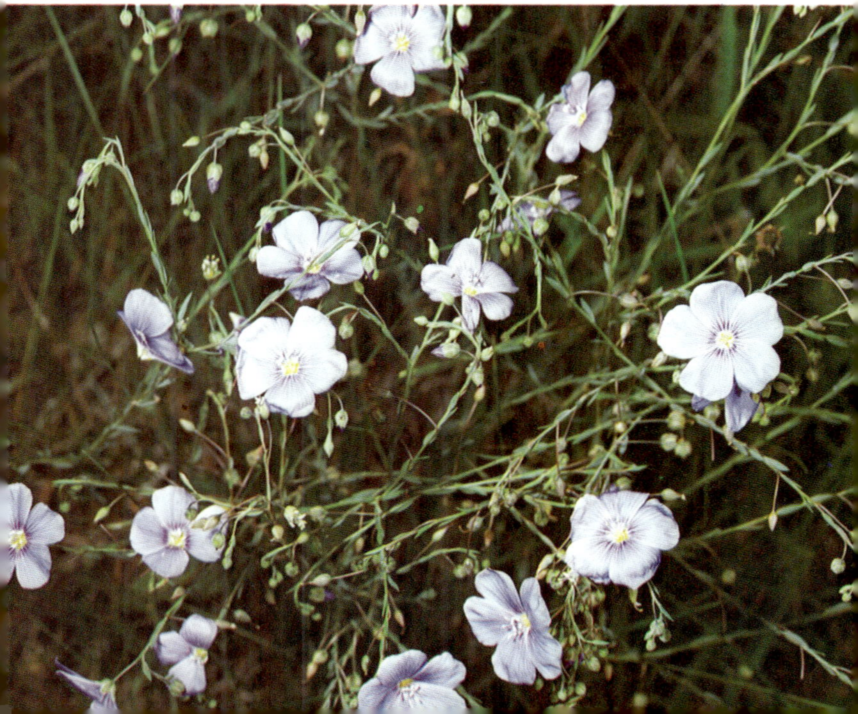

Wald-Akelei (+) ●

Aquilegia vulgaris

Blüte blauviolett
Arzneipflanze

Andere Namen: Akelei, Narrenkappe, Aglei.
Pflanze: Höhe etwa 50 – 60 cm, meist einzeln wachsend.
Blüten: Blauviolett, langgestielt, hängend, fünfzählig, am Ende hakig.
Blütenstand: Endständige Einzelblüten.
Blütezeit: Mai bis Juli.
Früchte: Unauffällige Balgfrüchte.
Blätter: Langgestielt, dreizählig-zusammengesetzt, gekerbt, oben glatt, unten flaumig.
Stengel: Etwas verbogen, fast glatt.
Standort: Auf kalkreichem Boden im Gebirge, in Trocken- und Laubwäldern, selten. Häufig in Gärten angepflanzt.
Wert: Das Kraut wird bei Haut- und Lebererkrankungen verwendet. Eigenbehandlungen sollten wegen verschiedener Giftstoffe unbedingt unterbleiben!
Sammelzeit: Die Pflanze steht unter Naturschutz!

Rapünzchen (Bild Seite 98)

Valerianella locusta

Blüte blau
Wildgemüse

Andere Namen: Feldsalat, Schafmaul, Lämmersalat.
Pflanze: 5 – 20 cm hoch, gesellig wachsend.
Blüten: Unscheinbar, kleine, blaßblaue fünfzählige Blütchen.
Blütenstand: Wenig geteilte Trugdolden.
Blütezeit: April bis Mai.
Früchte: Kleine, unauffällige Samen.
Blätter: Unten spatelförmig, oben mehr lanzettlich. Es gibt etliche, sehr schwer unterscheidbare Arten.
Stengel: Aufrecht, oben gegabelt.
Standort: Auf Äckern, an Wegen und in Weinbergen.
Wert: Vitaminhaltige Salatpflanze.
Sammelzeit: April.

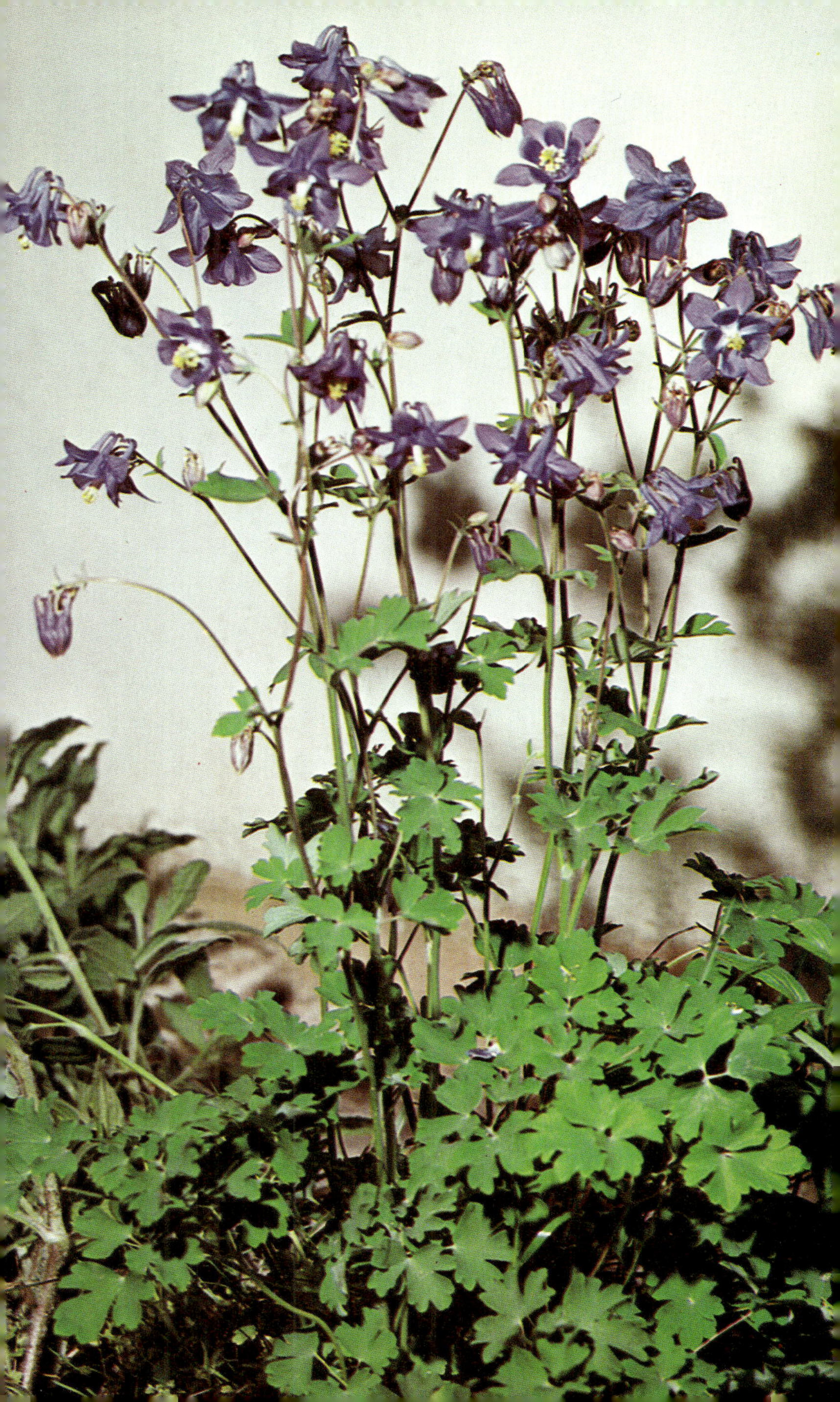

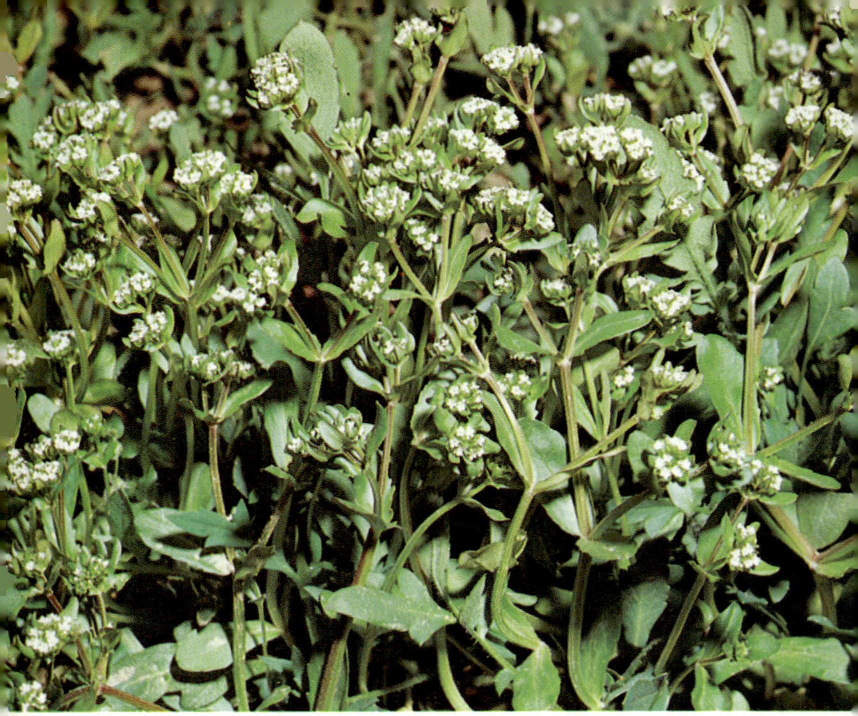

Rapünzchen (Beschreibung Seite 96)

Salbei

Salvia officinalis

Blüte weiß bis hellviolett
Arzneipflanze

Andere Namen: Wundkraut.
Pflanze: 50 – 100 cm hoch, gesellig wachsend, wildwachsend oder kultiviert.
Blüten: Weiß, hellblau oder hellviolett, mit sichelförmig hochgewölbter Oberlippe. Angenehm duftende Lippenblüten.
Blütenstand: Sechsblütige Scheinquirle.
Blütezeit: Juli bis August.
Früchte: Sehr klein und rundlich.
Blätter: Meist grundständig, eiförmig lanzettlich, unscheinbar graugrün, an der Unterseite filzig, ungeteilt bis dreilappig.
Stengel: Vierkantig, behaart.
Wurzel: Holzig, faserig.
Standort: Überwiegend angebaut, selten wild wachsend.
Wert: Für Gurgelwasser, Aufgüsse, Tee und Umschläge; vielseitig verwendbar, vor allem bei Hautausschlägen, Halskrankheiten und eiternden Wunden; beliebtes Küchengewürz.
Sammelzeit: Vor der Blütezeit.

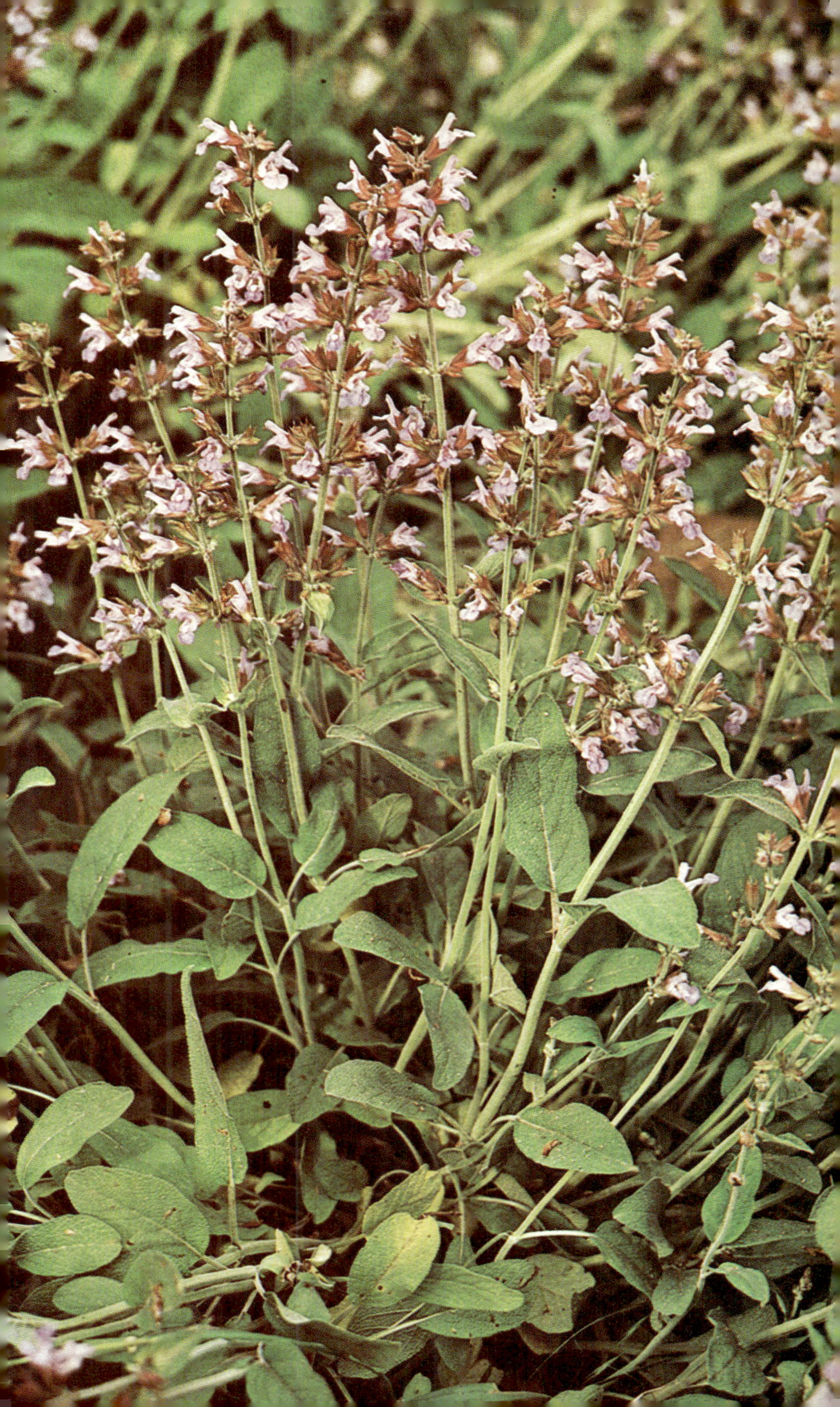

Gemeine Wegwarte

Cichorium intybus

Blüte blau
Arzneipflanze, Wildgemüse

Andere Namen: Wilde Zichorie, Wegeleuchte, verzauberte Jungfer.
Pflanze: 40–130 cm hoch, gesellig wachsend.
Blüten: Blaue Korbblüte, die nur aus Zungenblüten besteht.
Blütenstand: Einzeln in Stengelachseln oder am Stengel.
Blütezeit: Juli und August.
Blätter: Enthalten wie die Stengel einen Milchsaft. Die unteren Blätter sind ähnlich denen des Löwenzahns (»schrotsägeförmig«), die oberen länglich, ungeteilt und stengelumfassend.
Stengel: Geknickt und sparrig. Er ist hohl, kantig und rauhhaarig.
Wurzel: Kräftig, spindelförmig und tief ins Erdreich reichend.
Standort: An Feldrainen, Wegen und auf lehmigen Plätzen.
Wert: Preßsaft oder Abkochungen gegen Magen- und Galleerkrankungen. Auch als Blutreinigungsmittel leistet sie gute Dienste. Die Blätter werden für Wildsalate und Wildgemüse verwendet.
Sammelzeit: Blüten und Blätter während der Blüte, Wurzel im Frühjahr oder Herbst.

Blauer Eisenhut + ●

Aconitum napellus

Blüte blauviolett
Arzneipflanze

Andere Namen: Sturmhut, Mönchskappe, Narrenkappe, Wolfswurz.
Pflanze: 50–100 cm hoch; in kleineren Gruppen wachsend.
Blüten: Die Kelchblätter sind beim Eisenhut farbig, dagegen sind die Blütenblätter in Honigblätter umgewandelt. Der »Helm« ist außen behaart.
Blütenstand: Endständige, dichtstehende Blütentraube.
Blütezeit: Juli bis September.
Früchte: Balgfrüchte, die in kleine Fächer aufgeteilt sind.
Blätter: Wechselständig, gestielt, handförmig gespalten bzw. doppelt gespalten.
Stengel: Etwa bis 1,50 m hoch, oben verzweigt, etwas behaart.
Wurzel: Schwärzlich und fleischig. Der Wurzelstock ist dick, knollig und rübenförmig.
Standort: An feuchten, höher gelegenen Stellen. Liebt humusreichen und lockeren Boden. Der Eisenhut wächst meist in der Nähe von Almhütten und Bergdörfern.
Wert: Der Eisenhut enthält eines der stärksten Gifte, die wir kennen! Behandlung nur durch Arzt oder Fachmann! In der Medizin als schmerzstillende Mittel, vor allem bei Gelenkschmerzen und zum Senken des Fiebers verwendet.
Sammelzeit: Die Pflanze steht unter Naturschutz!

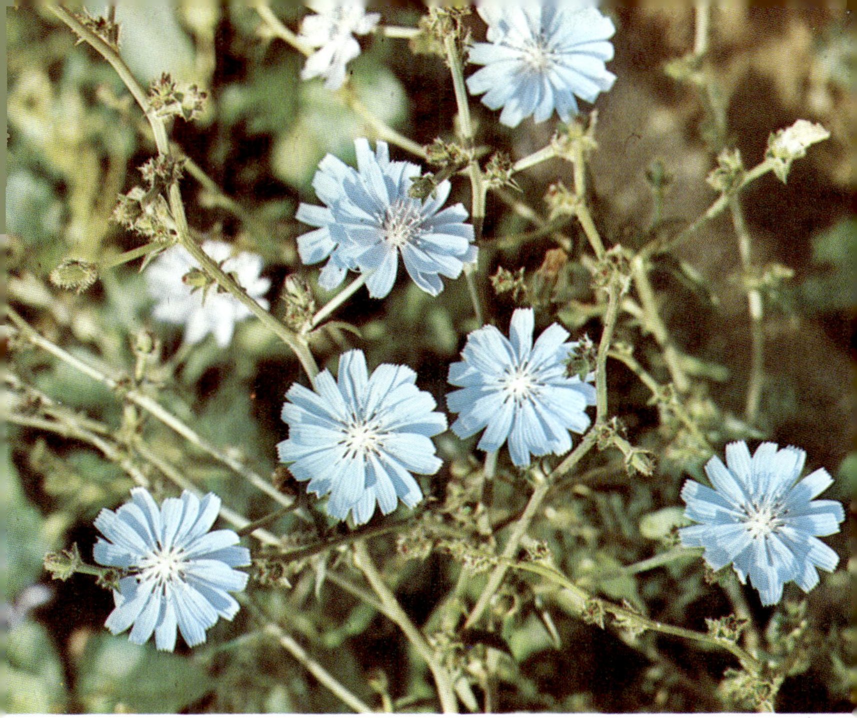

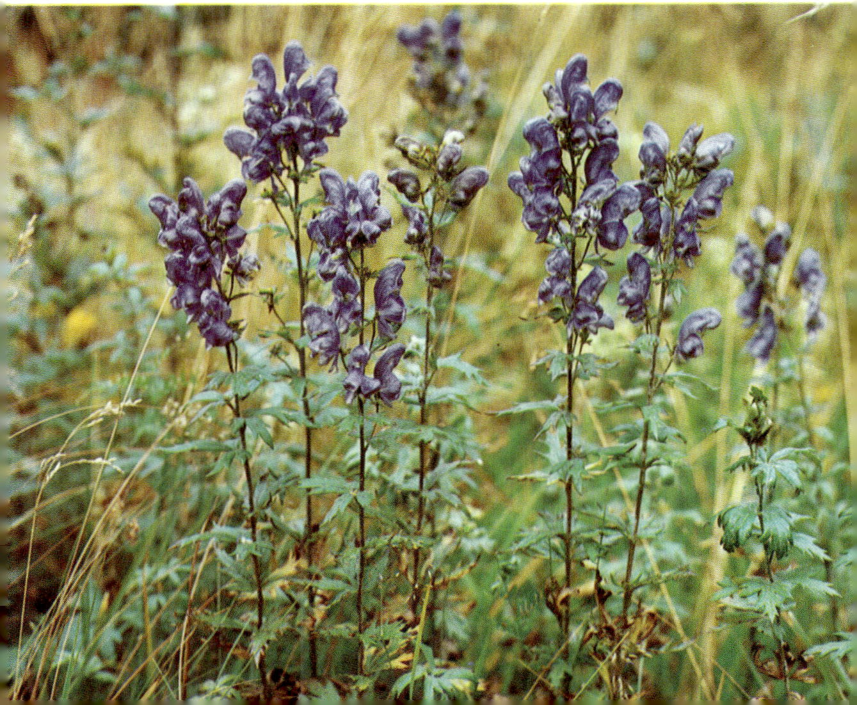

Roßminze

Mentha longifolia

Blüte blaßviolett
Heilpflanze

Andere Namen: Waldminze, Pfefferminze.
Pflanze: Bis 70 cm hoch, gesellig wachsend.
Blüten: Blaßviolett, klein, vierzählig.
Blütenstand: Länglich-kopfige Ähren.
Blütezeit: Juli bis Oktober.
Früchte: Klein, unscheinbar, bräunlichgrau.
Blätter: Gekreuzt-gegenständig, fast sitzend, länglich-lanzettlich, nicht runzelig, 5 – 10 cm lang, gesägt.
Stengel: Vierkantig, etwas filzig.
Standort: Stickstoff- und kalkliebend. Bevorzugt feuchte Wiesen und nasse Feldwege.
Wert: Bei Verdauungsbeschwerden, eine Züchtungsform auch bei Blähungen und Verschleimung.
Sammelzeit: Gesammelt werden heute fast nur noch die Blätter der Kreuzungsform Pfefferminze und die Ackerminze von Mai bis August.

Bittersüßer Nachtschatten +

Solanum dulcamara

Blüte violett
Arzneipflanze

Andere Namen: Bittersüß, Schweinstod.
Pflanze: Bis 3 m hoher Busch. Zerstreut wachsend.
Blüten: Violett, fünfzählig, ähnlich der Kartoffelblüte.
Blütenstand: Doldentrauben.
Blütezeit: Juni bis August.
Früchte: Rote Beeren, die erst bitter, dann aber süß schmecken.
Blätter: Länglich-eiförmig, oft eingeschnitten-gelappt, kahl.
Stengel: Unten holzig, aufsteigend, liegend oder windend.
Standort: Auf feuchtem, nährstoffhaltigem Boden in Au- und Bruchwäldern, auch an feuchten Ufern.
Wert: Homöopathisch wird der Wirkstoff gegen Hautleiden, Rheuma und Asthma verwandt.
Sammelzeit: Wegen der starken Giftigkeit nur von Fachkräften zu sammeln.

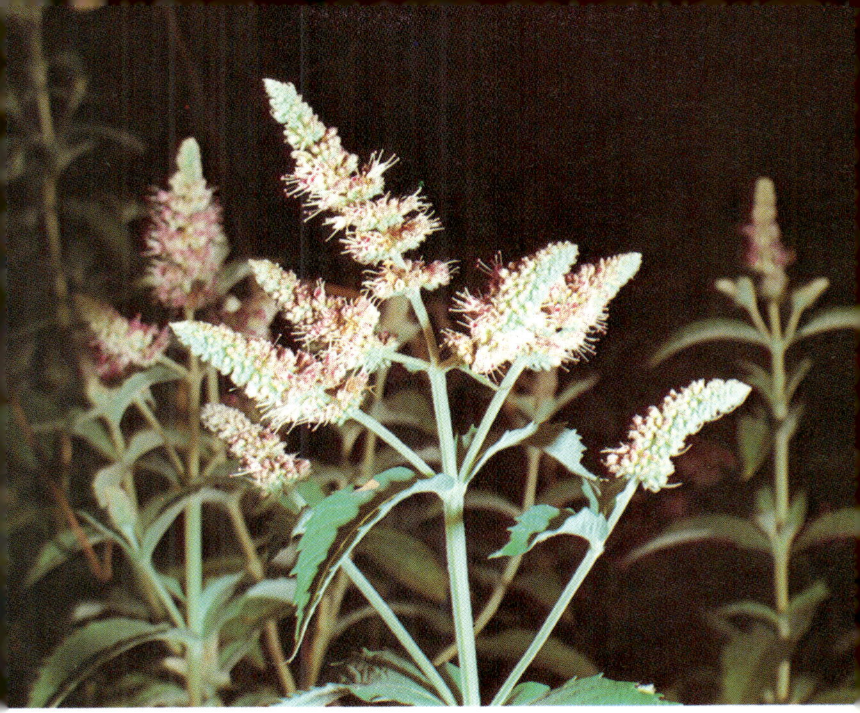

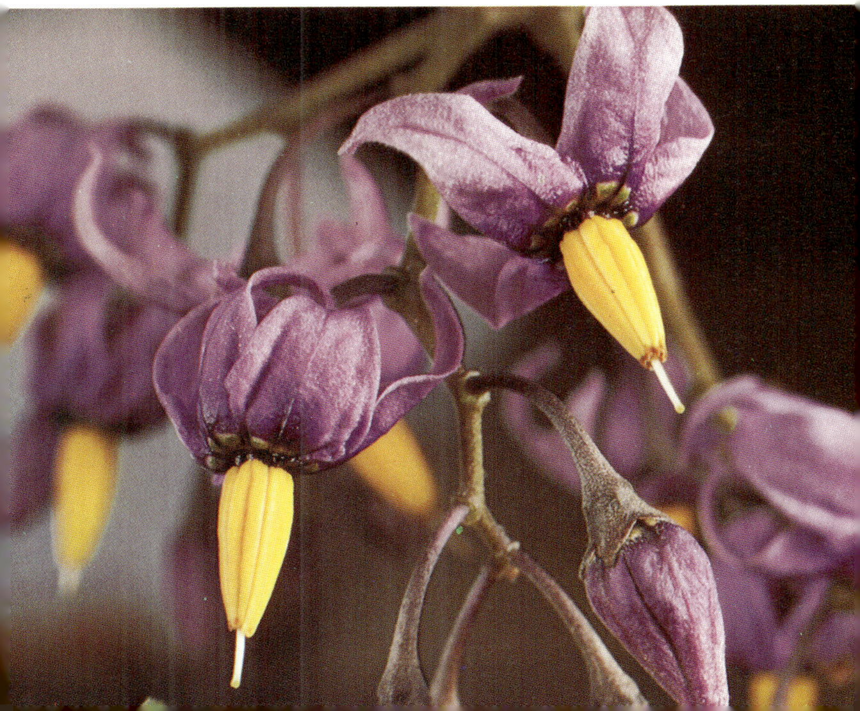

Tollkirsche +

Atropa belladonna

Blüte braun-violett
Arzneipflanze

Andere Namen: Schlafbeere, Teufelsbeere.
Pflanze: Bis 1,50 m hohe, strauchähnliche Pflanze.
Blüten: Glockenförmig, fünfstrahlig, schmutziglila geadert, ziemlich groß, meist zwischen 2 verschieden großen Blättern stehend.
Blütenstand: Einzelne gestielte Blüten.
Blütezeit: Juni und Juli.
Früchte: Schwarze kirschenähnliche Beeren mit schmutzigrötlichem Saft.
Blätter: Meist zu mehreren an einer Stelle entspringend, eiförmig, spitz zulaufend, drüsig, am Stiel etwas herablaufend.
Stengel: Bräunlich, ästig, drüsig behaart.
Standort: In schattigen Bergwäldern und Kahlschlägen, seltener in der Ebene.
Wert: Nur in der Medizin bei Asthma, bestimmten Herzkrankheiten und bei Untersuchungen. Sehr giftig.
Sammelzeit: Wegen der starken Giftigkeit nur vom Fachmann gesammelt!

Wilde Malve (Bild Seite 106)

Malva sylvestris

Blüte rotviolett
Arzneipflanze

Andere Namen: Roßpappel.
Pflanze: Bis 120 cm hoch, gesellig wachsend.
Blüten: Rotviolett (malvenfarben), fünfstrahlig mit Zwischenräumen, in der Mitte die »Säule« aus zusammengewachsenen Staubfäden.
Blütenstand: Jeweils wenige Blüten in den Blattachseln.
Blütezeit: Juni bis September.
Früchte: Netzig-runzelig mit abstehenden Stielchen.
Blätter: 5- bis 7lappig, am Rand gekerbt, wechselständig.
Standort: An Wegen, auf Schuttplätzen und alten Komposthaufen.
Wert:
a) Gegen Geschwüre (Umschläge mit dem Absud von Kraut und Blättern)
b) Gegen Erkältungskrankheiten (Tee)
c) Für Wildgemüse (junge Blätter, Triebe und Früchte)
Sammelzeit: Während der Blüte, Blätter und Blüten.

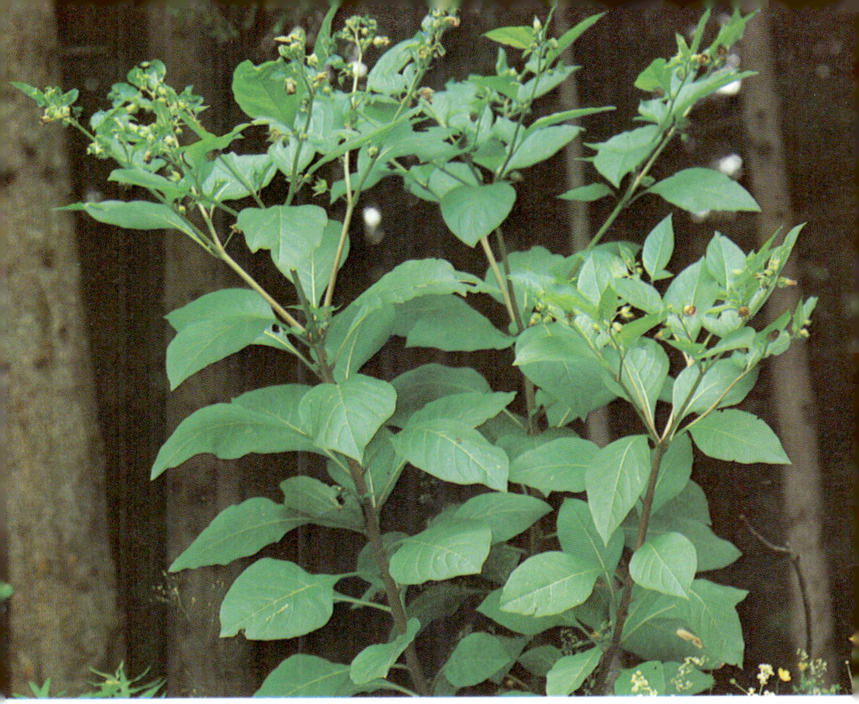

Bild oben: **Tollkirsche** mit Blütenknospen; unten: reife Frucht

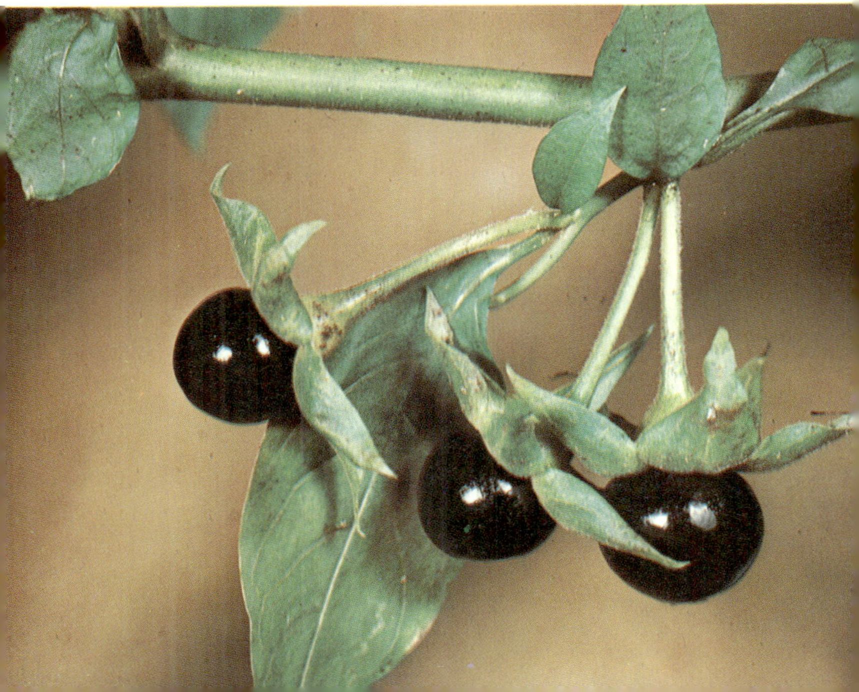

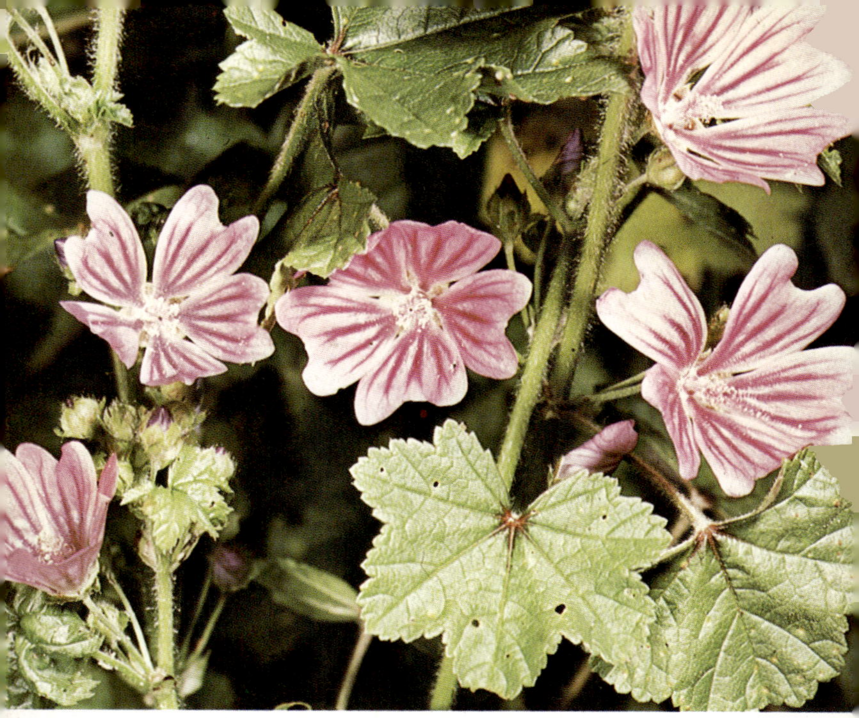

Wilde Malve (Beschreibung Seite 104)

Weißer Diptam
Dictamnus albus

Blüte rotlila
Arzneipflanze

Andere Namen: Elfenbeinwurzel, Brennender Busch.
Pflanze: 50 – 100 cm hoch, sehr selten, aber gesellig wachsend.
Blüten: Auf weißem Grund rotlila geädert, fünfzählig, Blütenblätter ungleich.
Blütenstand: Große, einfache Trauben.
Blütezeit: Mai bis Juni.
Früchte: Fünflappige Kapseln.
Blätter: Unpaarig gefiedert, Teilblättchen fein gesägt und mit feinen Drüsen bedeckt. Geruch nach Zitrone.
Stengel: Aufrecht, mit klebrigen Drüsen bedeckt.
Wurzel: Stark verästelter, knotiger, weißer Wurzelstock.
Standort: Auf kalkhaltigen, sonnigen Plätzen.
Wert: Wird in der Homöopathie gegen Frauenleiden angewandt.
Sammelzeit: Steht unter völligem Naturschutz.

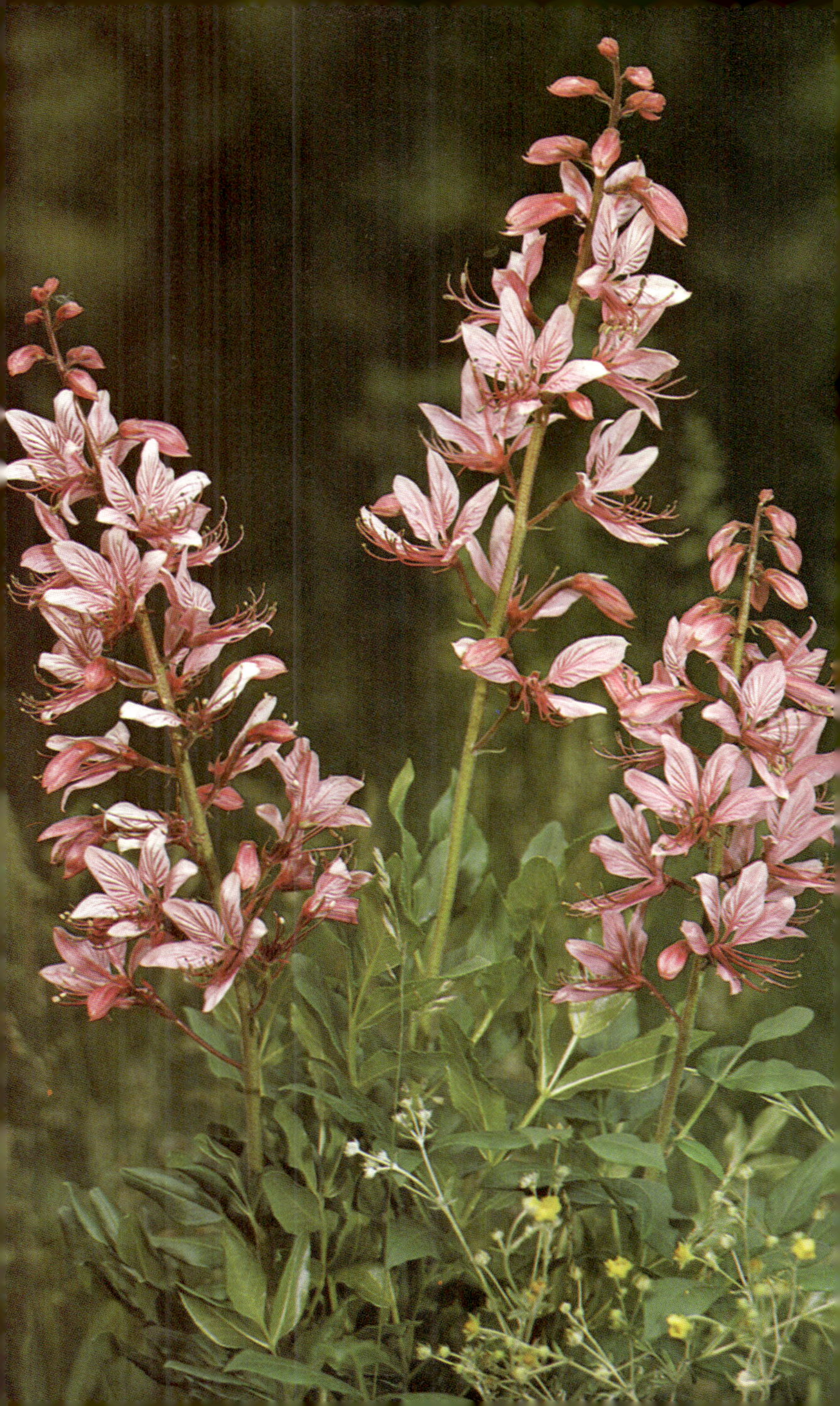

Sumpfstorchschnabel

Geranium palustre

Blüten purpurrot
Heilpflanze

Pflanze: Bis 1 m hoch, meist gesellig.
Blüten: Fünfstrahlig, purpurrot, 2 – 3 cm breit, Blütenblätter leicht ausgerandet.
Blütenstand: Stets zu zweit, endständig.
Blütezeit: Mai bis Oktober.
Früchte: Fünfklappige, lange Spaltfrüchte.
Blätter: Handförmig, meist siebenteilig, fast glatt.
Stengel: Ästig, aufsteigend, rauhhaarig.
Standort: Feuchte Wiesen, Bachufer und auf feuchtem, lehmigem Boden.
Wert: Nur noch selten verwendet bei Erkrankungen des Verdauungstrakts.
Sammelzeit: Frühjahr

Gegen Nasenbluten, Durchfall, Magenkatarrh und Gicht wird auch der artverwandte Blutrote Storchschnabel (*Geranium sanguineum*) gerne verwendet. Er hat im Gegensatz zum Sumpfstorchschnabel 5–7teilige, handförmige, dünnlappige Blätter, karminrote Blüten und wächst an trockenen Stellen.

Lungenkraut

Pulmonaria officinalis

Blüte hellrot
Arzneipflanze

Andere Namen: Bockskraut, Hirschkohl, Schlotterhose.
Pflanze: 15 – 30 cm hoch, gesellig wachsend.
Blüten: Erst hellrot, später blauviolett werdend, fünfzählig, ähnlich den Blüten der Schlüsselblume.
Blütenstand: Trugdolde.
Blütezeit: März bis Mai.
Früchte: Kleine, nußartige, glatte Teilfrüchte, welche zu viert aus einer Blüte entstehen.
Blätter: Am Grunde herzförmig-abgerundet, gestielt und oft gefleckt; die übrigen Blätter fast stengelumfassend, wechselständig.
Stengel: Borstig und rauh, nach oben hin weniger haarig.
Standort: Liebt kalkreichen, lockeren Boden und wächst in Laub- und Mischwäldern sowie trockenen Gebüschen.
Wert: Heilsam bei Erkrankungen der oberen Luftwege, Hautentzündungen und Geschwüren.
Sammelzeit: April bis Juni.

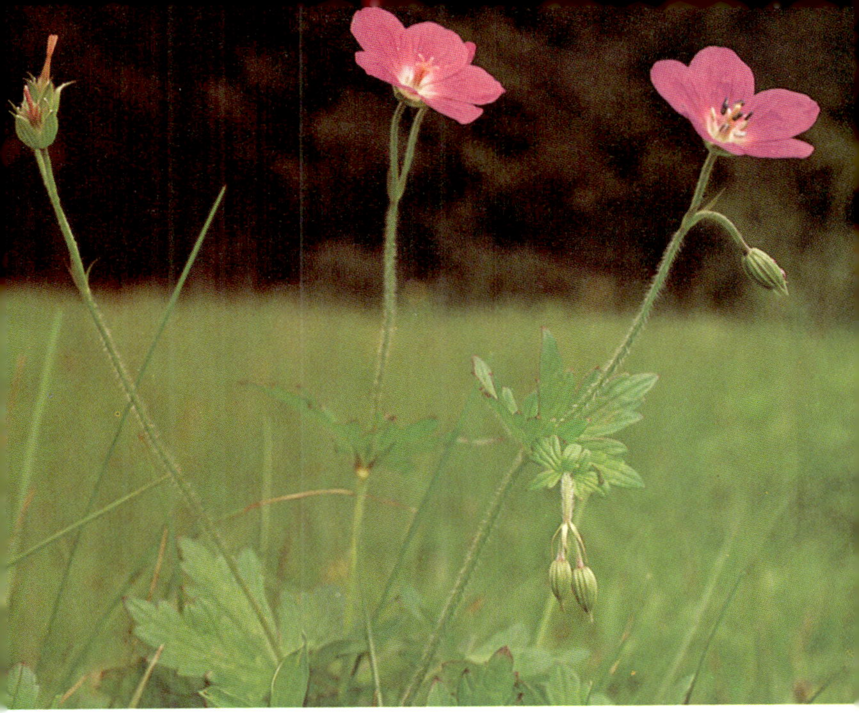

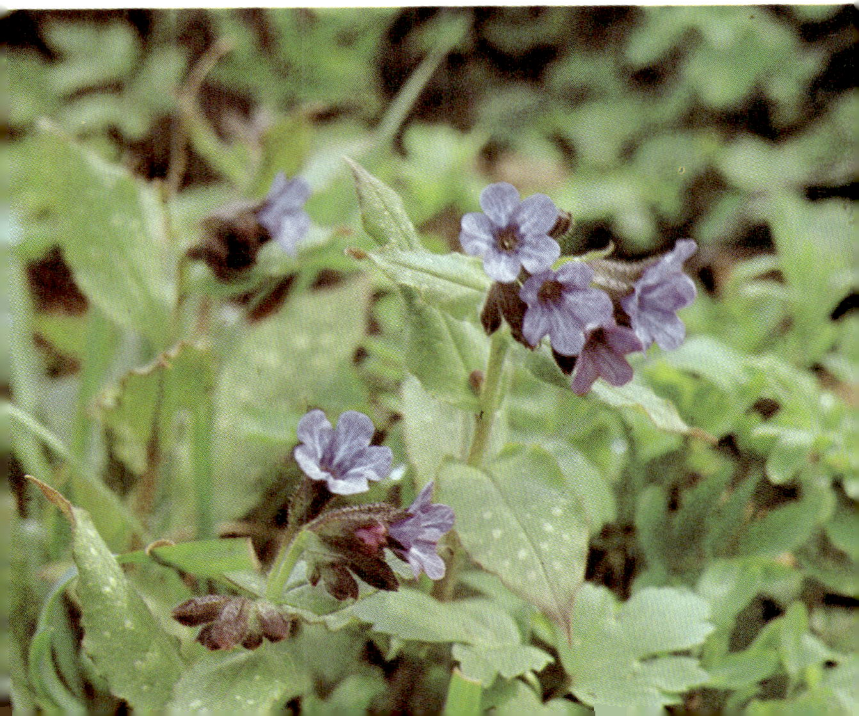

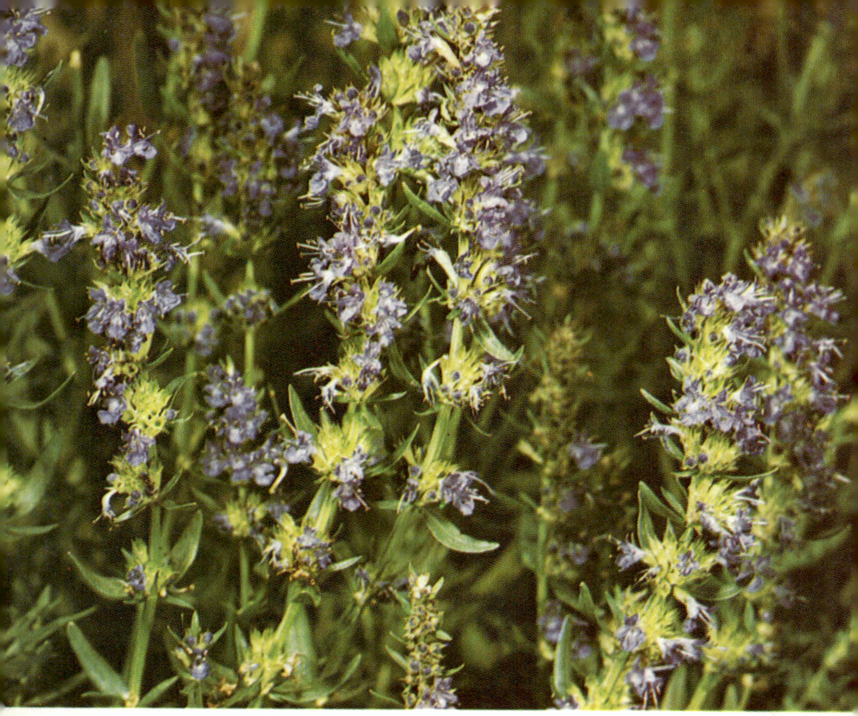

Ysop

Hyssopus officinalis

Blüte bläulich bis rötlich
Arzneipflanze

Andere Namen: Ispen, Kirchenseppli, Klosterysop.
Pflanze: 30 – 50 cm hoch, gesellig wachsend.
Blüten: Blauviolette, rötliche bis weiße Lippenblüten.
Blütenstand: Blattachselständige Scheinähre.
Blütezeit: Juli bis August.
Früchte: Enthält kleine, dunkle Samen.
Blätter: Quirlständig, ganzrandig, fast lanzettlich.
Stengel: Vierkantig und behaart.
Standort: Sonnige Hügel. Vielfach angebaut.
Wert:
a) Als Gewürzpflanze beliebt,
b) Vielseitig verwendbare Heilpflanze, vor allem bei Magen- und Darmerkrankungen sowie bei Erkrankungen der Atmungsorgane (Tee, Umschläge).

Sammelzeit: Während der Blüte; nur Blüten und Blätter.

Bild rechts: **Helmknabenkraut**
(Beschreibung Seite 112)

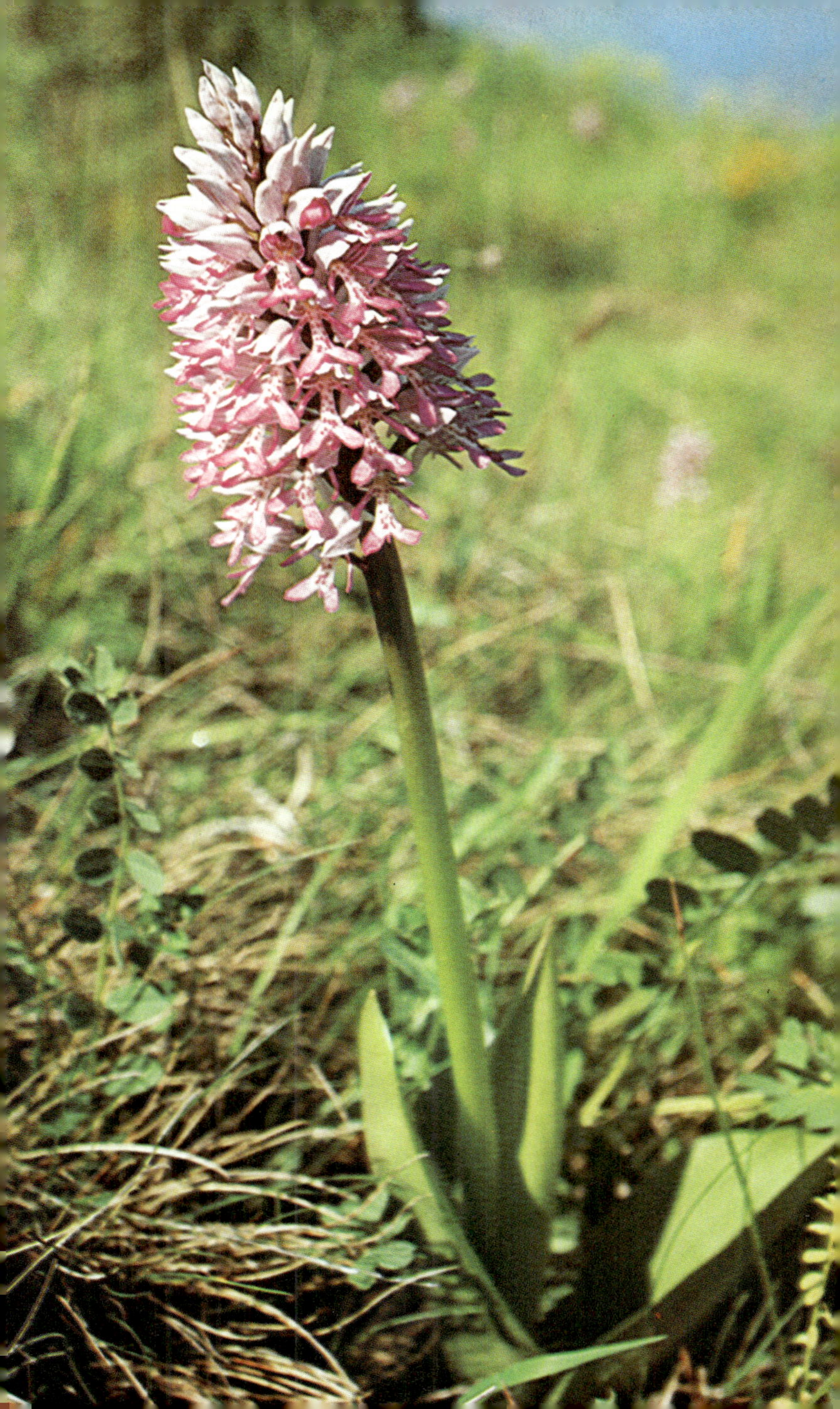

Helmknabenkraut ● (Bild Seite 111)

Blüte purpur bis rosa

Orchis militaris

Arzneipflanze

Andere Namen: Helm-Kuckucksblume.
Pflanze: 25 – 50 cm hoch. Zerstreut wachsend.
Blüten: Rosa-purpurne Lippenblüte mit abwärts gerichtetem Sporn. Die Blütenblätter außer der Lippe neigen sich helmförmig gegeneinander. Blütenblätter meist purpurn-punktiert.
Blütenstand: Lockere, vielblütige Ähre.
Blütezeit: Mai bis Juni.
Früchte: Mehrblättrige Kapseln.
Blätter: Länglich, ganzrandig, meist stengelumfassend, fast grundständig.
Stengel: Glatt, rundlich, aufrecht.
Standort: Kalk- und wärmeliebende Orchidee der Halbtrockenrasen. Sie wächst aber auch in lichten, trockenen Wäldern.
Wert: Heilsam bei Magen- und Darmerkrankungen. Anwendung nur durch den Arzt.
Sammelzeit: Die Pflanze steht unter strengem Naturschutz.

Kriechender Günsel

Blüte violettblau

Ajuga reptans

Arzneipflanze

Pflanze: Bis 40 cm hoch, gesellig wachsend, mit oberirdischen Ausläufern.
Blüten: Violettblau, gelegentlich nach anderen Farben mutierend, Oberlippe fehlt, Unterlippe dreilappig.
Blütenstand: Scheinquirle mit 6 – 12 Lippenblüten in den Blattachseln.
Blütezeit: April bis August.
Früchte: Die kleinen, bräunlichen Samen werden durch Ameisen verbreitet.
Blätter: Am Grunde rosettig und schwach gekerbt, am Stengel kreuzgegenständig.
Stengel: Vierkantig, zweireihig behaart, oft aber auch fast kahl.
Standort: Auf feuchtem, nährstoffreichem Boden, in Laubwäldern, an Rainen und auf Wiesen. Häufig vorkommend.
Wert: Wegen des Gerbstoffgehaltes bei bestimmten Darmerkrankungen nützlich. Wird jedoch heute nur noch wenig verwendet.
Sammelzeit: Frühjahr.

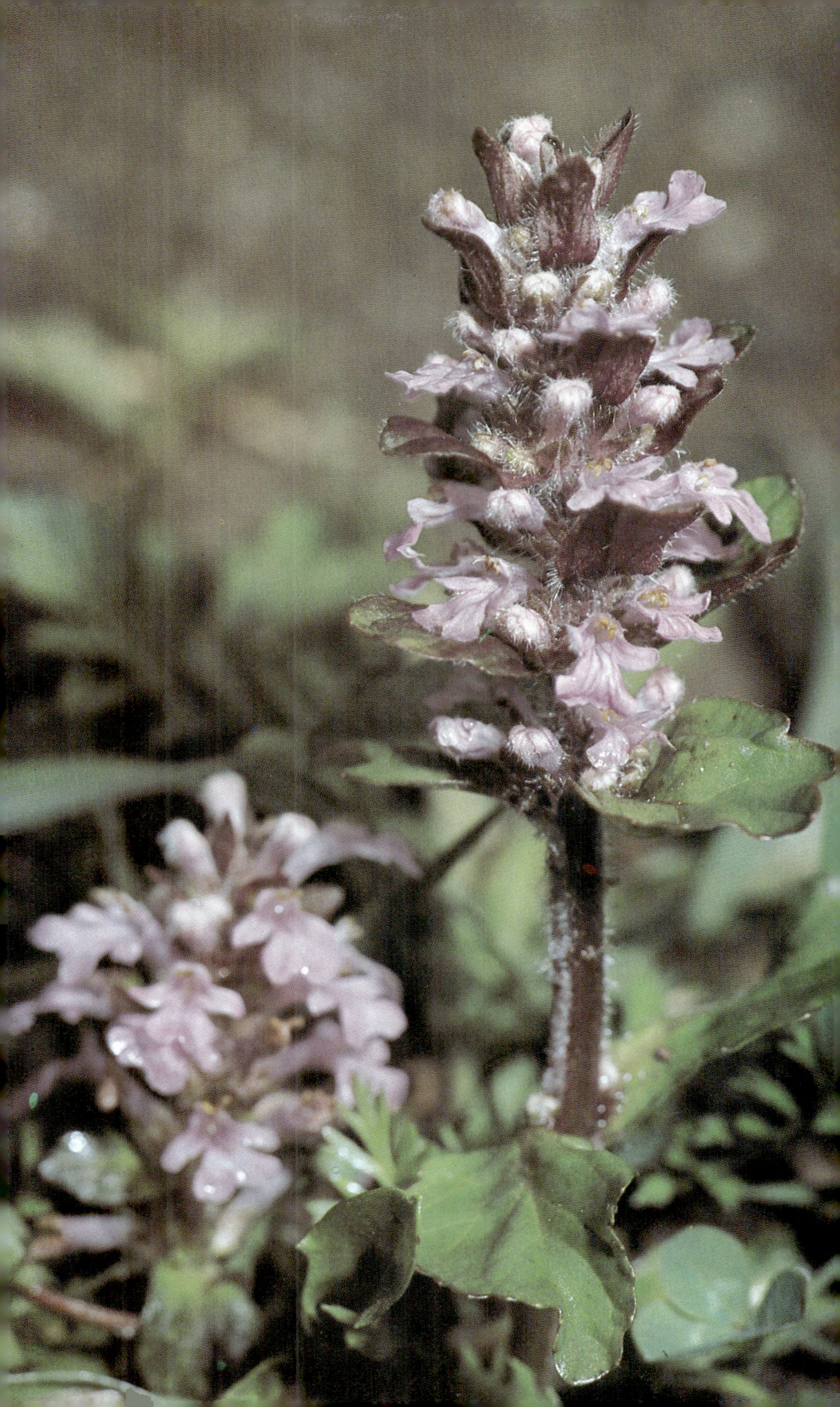

Großblütige Braunelle

Prunella grandiflora

Blüte violett
Arzneipflanze

Pflanze: 10 – 20 cm hoch, meist gesellig wachsend.
Blüten: 2 – 2,5 cm lange violette Lippenblüten mit helmförmiger Oberlippe, Kelch zweilippig.
Blütenstand: Kleiner Scheinquirl, unmittelbar an die oberen Blätter anschließend.
Blütezeit: Juni bis August.
Früchte: Die Samen werden bei Reife direkt aus den Kelchen herausgeschleudert.
Blätter: Gekreuzt-gegenständig, länglich-eiförmig, ganzrandig oder schwach gekerbt.
Stengel: Aufrecht, behaart.
Standort: Auf trockenem, aber humushaltigem, etwas steinigem Boden.
Wert: Nur noch selten bei Darmerkrankungen verwendet. Gegen Halsentzündungen wirkt sie nicht, obwohl das früher angenommen wurde.
Sammelzeit: Spätes Frühjahr.

Gemeine Kugelblume

Globularia aphylanthes

Blüten violettblau
Heilpflanze

Pflanze: Bis 30 cm hoch, selten, wärmeliebend.
Blüten: Zweiseitig-symmetrisch, violettblau, klein.
Blütenstand: In endständigen Köpfchen.
Blütezeit: Mai bis Juli.
Früchte: Winzige, unscheinbare Samen.
Blätter: Am Grunde rosettenartig, spatelförmig, am Stengel eiförmig-lanzettlich und wechselständig.
Stengel: Aufrecht, unverzweigt.
Standort: Auf steinigem, felsigem Boden, auf Trockenrasen.
Wert: Nur noch selten für Abführmittel verwendet.
Sammelzeit: Blüten und Blätter während der Blütezeit.

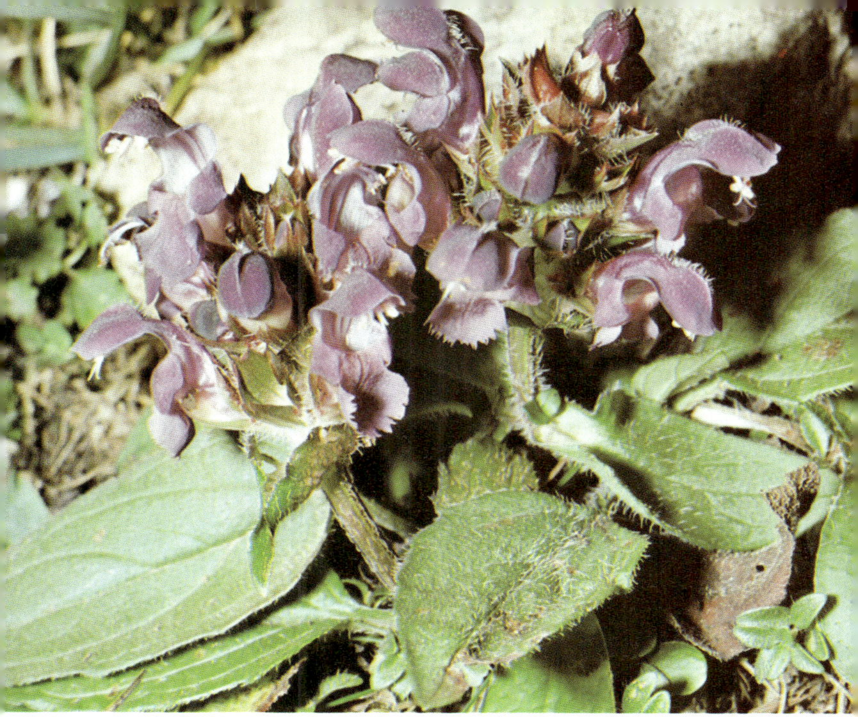

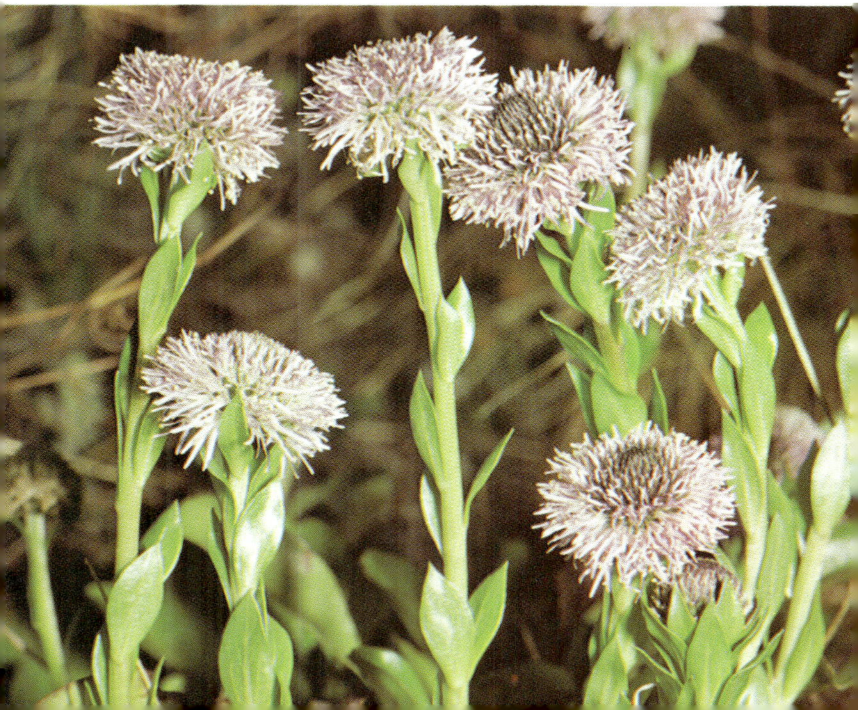

Wasserdost

Eupatorium cannabinum

Blüte purpurrot
Arzneipflanze

Andere Namen: Wasserhanf, Hirschklee, Kunigundenkraut.
Pflanze: 70 – 140 cm hoch, gesellig wachsend.
Blüten: Röhrenförmig, matt purpurrot, angenehm duftend.
Blütenstand: Blüten in trugdoldig angeordneten Körbchen.
Blütezeit: Juni bis September.
Früchte: Klein, drei- bis fünfrippig, an der Spitze mit einer Haarkrone versehen.
Blätter: Gegenständig, drei- bis fünfteilig, am Rande grob gesägt, lanzettlich.
Stengel: Etwas gebogen, mit steifen Borsten besetzt.
Standort: Feuchte Wälder, Bachufer und Gebüsche.
Wert: Das Kraut wird zur Blutreinigung, bei Galleerkrankungen und zur Fiebersenkung verwendet. Keine Selbstbehandlung!
Sammelzeit: Juli und August blühendes Kraut.

Echte Küchenschelle (+) ●

Pulsatilla vulgaris

(Bild Seite 118)

Blüte violett
Arzneipflanze

Andere Namen: Kuhschelle, Heuschläfer, Lenzglöckli.
Pflanze: 5 – 30 cm hoch, meist gesellig wachsend.
Blüten: Einzeln, blau- oder rotviolett, mehr oder weniger aufrecht, glockig geöffnet. Die ganze Blüte ist zottig behaart.
Blütenstand: Endständige Einzelblüten.
Blütezeit: März bis Mai.
Früchte: Kleine Schopffrüchtchen.
Blätter: Grundständig, doppelt gefiedert, seidig-haarig, lederig, zur Blütezeit noch nicht ausgebildet. Außerdem befindet sich direkt unterhalb der Blüte ein vielzipfeliger Hochblatt-Quirl.
Stengel: Gerade, etwas behaart.
Standort: Kalk- und wärmeliebende Pflanze, welche Halbtrockenrasen und Südhänge bevorzugt.
Wert: Eignet sich bei Bronchitis und Regelstörungen. Keine Eigenbehandlung! Die Pflanze enthält Giftstoffe.
Sammelzeit: Die Pflanze steht unter Naturschutz!

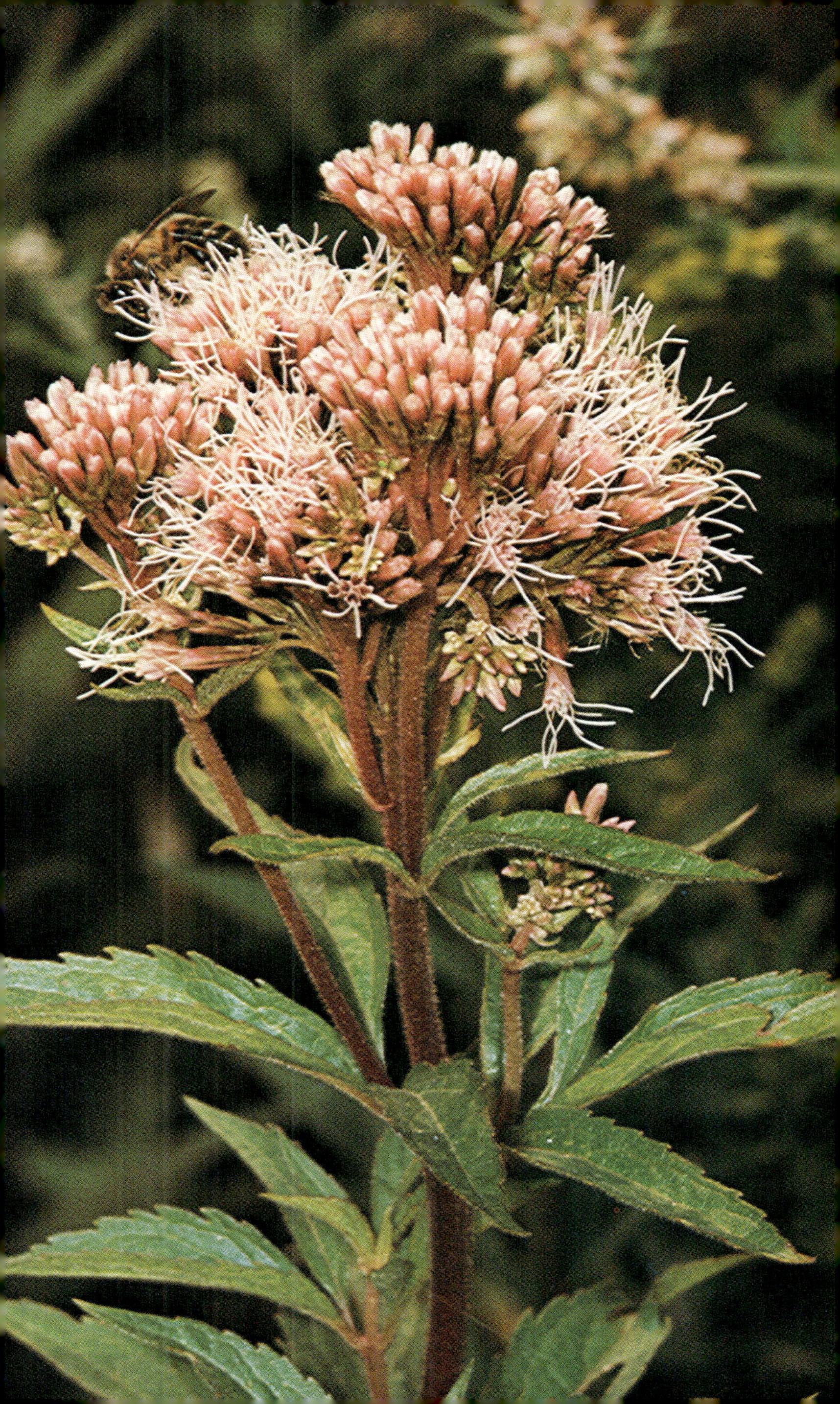

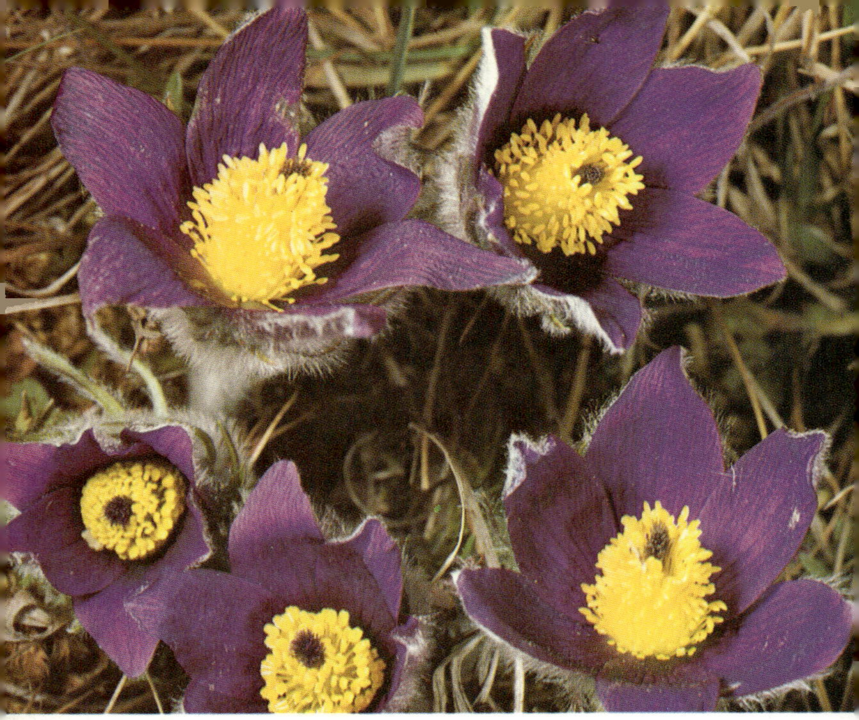

Echte Küchenschelle (Beschreibung Seite 116)

Roter Fingerhut ✝

Digitalis purpurea

Blüte purpurrötlich
Arzneipflanze

Andere Namen: Waldschelle, Herzkraut, Fuchsglocke.
Pflanze: 30 – 150 cm hoch, gesellig wachsend.
Blüten: Purpurrot, innen blaß und dunkelrot gefleckt, fingerhut- bis trichterförmig.
Blütenstand: Einseitswendige Traube.
Blütezeit: Juni bis August.
Früchte: Weichhaarige, trockene Kapseln.
Stengel: Stark, weichbehaart.
Blätter: Grundständig (Rosette), eilanzettlich, gekerbt, unterseits graufilzig, auf der Oberseite flaumig behaart. Die Blätter schmecken widerlich und erzeugen Schwindel, Erbrechen und sogar Herzlähmung!
Standort: Sonnige Hänge, Kahlschläge, Plantagenanbau, vorzugsweise auf kalkarmen Lehmböden.
Wert: Sehr gefährliche Giftpflanze! Eignet sich keinesfalls zur Selbstbehandlung. Enthält wertvolle Wirkstoffe gegen Herzkrankheiten.
Sammelzeit: Juli und August nur die Blätter. Die Pflanze ist sehr giftig und darf nur vom Fachmann gesammelt, zubereitet und verordnet werden!

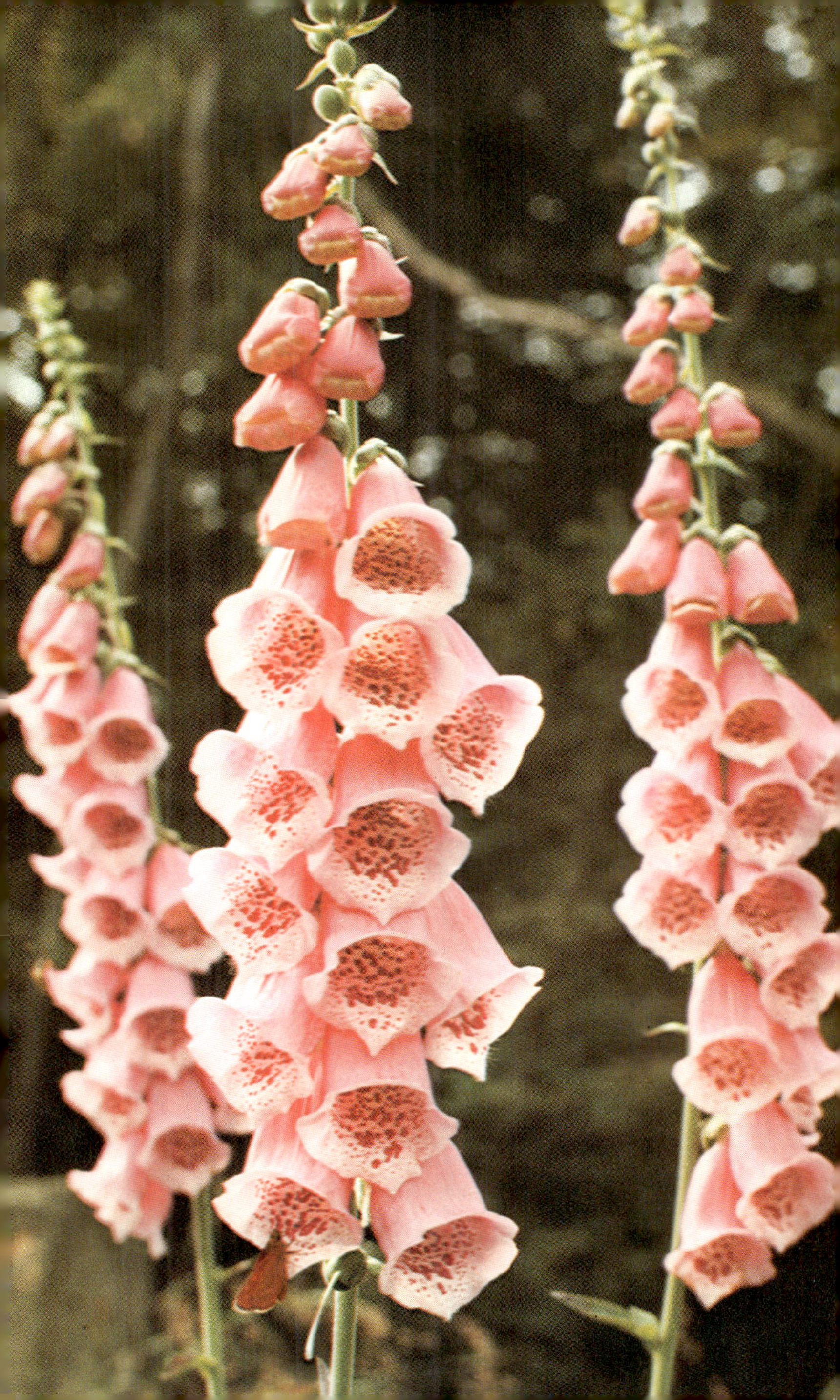

Herbstzeitlose ✝

Colchicum autumnale

Blüte zartlila
Arzneipflanze

Andere Namen: Wiesensafran, Spinnenblume, Zeitlose, Viehgift.
Pflanze: Bis 20 cm hoch, gesellig wachsend.
Blüten: Krokusähnliche zartlilafarbene Lilienblüte, sechszählig, trichterig.
Blütenstand: Grundständige Einzelblüte.
Blütezeit: September und Oktober.
Früchte: Dünnhäutige, nußgroße Kapseln, welche erst im nächsten Frühjahr erscheinen. Sie enthalten schwarzbraune Samen.
Blätter: Breit-lanzettlich, ebenfalls erst im nächsten Frühjahr erscheinend, ganzrandig.
Stengel: Blütenstiel weiß.
Standort: Auf feuchten Wiesen im Herbst.
Wert: Von Laien nicht anwendbar. Eine der wirkungsvollsten Drogen gegen akute Gichtanfälle. Giftig! Zubereitung und Dosierung der Droge nur durch den Fachmann!
Sammelzeit: Während der Heuernte die Samen; manchmal im Frühjahr oder Herbst die Knollen. Da alle Pflanzenteile stark giftig sind, darf die Pflanze nur vom Fachmann gesammelt werden!

Großer Wiesenknopf

Sanguisorba officinalis

Blüte braunpurpurn
Arzneipflanze

Andere Namen: Kölbel, Blutstropfen, Blutkraut, Wiesenbibernell.
Pflanze: Bis 1,50 m hoch, meist gesellig wachsend.
Blüten: Vierzählig, braun bis schwarzpurpurn, klein.
Blütenstand: Endständige, eiförmige Blütenköpfchen.
Blütezeit: Juli bis September.
Früchte: Kleine, dunkle Nüßchen.
Blätter: Unpaarig gefiedert, Teilblättchen gekerbt bis gesägt.
Stengel: Aufrecht, fast glatt.
Standort: In Flachmooren und auf feuchten Wiesen, oft massenhaft auftretend.
Wert: Leistet gute Dienste bei Blutungen. Kann auch als Beigabe zu Wildspinat verwendet werden.
Sammelzeit: Für Spinat vor der Blüte, sonst im Sommer das blühende Kraut. Die Blütenköpfchen bestehen aus männlichen, weiblichen Blüten und Zwitterblüten.

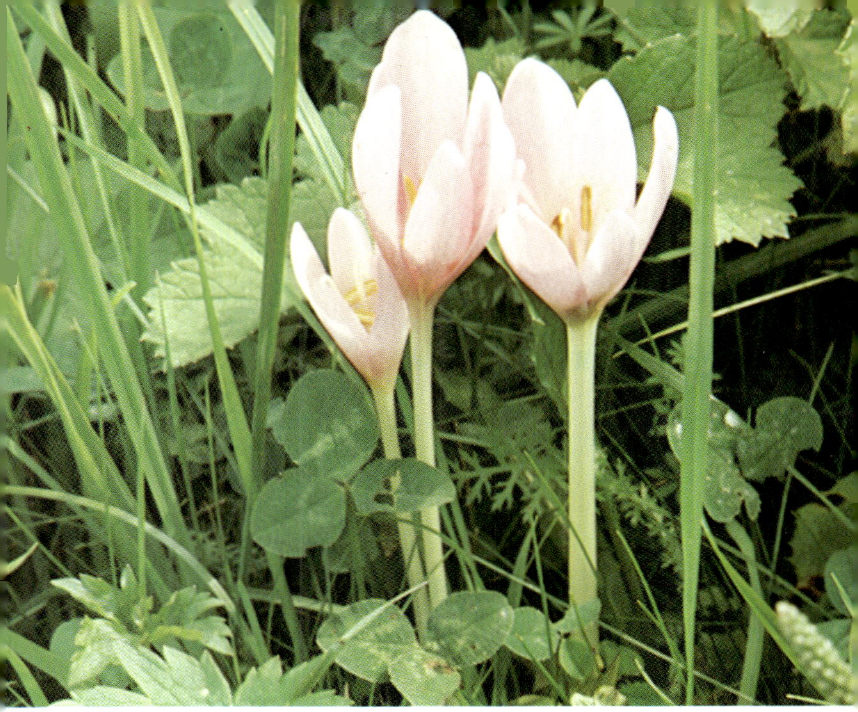
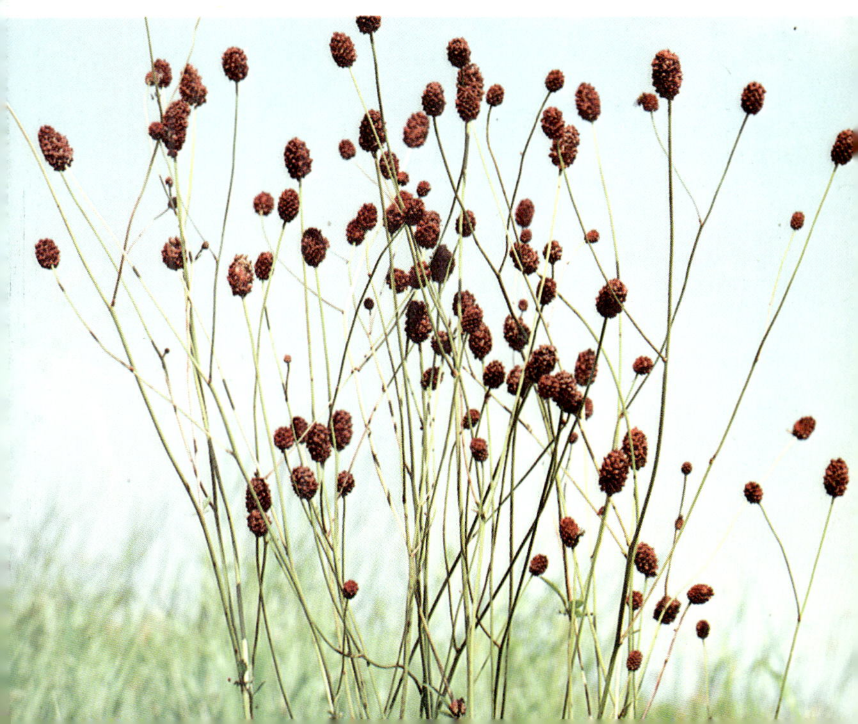

Weißbirke
Betula pendula

Blüte braun bzw. grün
Arzneimittel

Andere Namen: Maibirke.
Pflanze: Bis 30 m hoher Baum, zerstreut wachsend.
Blüten: Kätzchen hängend, auf der gleichen Pflanze wachsend. Männliche Blüten etwas größer, beide gelbbräunlich-grünlich.
Blütezeit: Frühling.
Blütenstand: Männliche Kätzchen zu 1 – 3 hängend; weibliche Kätzchen einzeln stehend, später hängend.
Früchte: Kleine Zäpfchen mit geflügelten Samen.
Blätter: Wechselständig, dreieckig, am Rande doppelt gesägt, langgestielt.
Stamm: Die Rinde ist erst glatt und weißlich und wird später rissig. Der Stamm ist ziemlich gerade.
Standort: In lichten Wäldern, auf der Heide, in Torfmooren, aber auch in Gärten angepflanzt.
Wert: Der Birkensaft wird als Haarwuchsmittel und zur Blutreinigung verwendet, der Tee aus den Blättern und der Rinde gegen Blasenleiden, Rheuma und Gicht.
Sammelzeit: Der Saft wird vor dem Ausschlagen der Bäume, etwa Anfang bis Mitte März, abgezogen. Die Blätter werden im April und Mai, die Knospen im März und April und die Rinde das ganze Jahr über gesammelt.

Spitzwegerich (Bild Seite 124)
Plantago lanceolata

Blüte bräunlich
Arznei- und Wildgemüsepflanze

Pflanze: 10 – 60 cm hoch, gesellig wachsend.
Blüten: Unscheinbar, vierstrahlig, später blaßbräunlich.
Blütenstand: Kurze, eiförmige Blütenähre auf einem fünffurchigen Stiel.
Blütezeit: Mai bis September.
Früchte: Deckelkapseln mit 2 – 4 Fächern.
Blätter: Länglich-lanzettlich, längsrippig, in einer aufsteigenden Rosette am Boden wachsend.
Stengel: Kahl, bis 50 cm hoch, aufrecht.
Standort: Auf Wiesen, Schuttplätzen und an Wegrändern sehr verbreitet.
Wert:
a) Heilpflanze gegen Lungenerkrankungen und Erkältungskrankheiten.
b) Wildgemüse (vitaminreich) – nur junge Blätter verwenden.
Sammelzeit: Juli bis August das blühende Kraut.

Das kleine Foto zeigt eine Blüte.

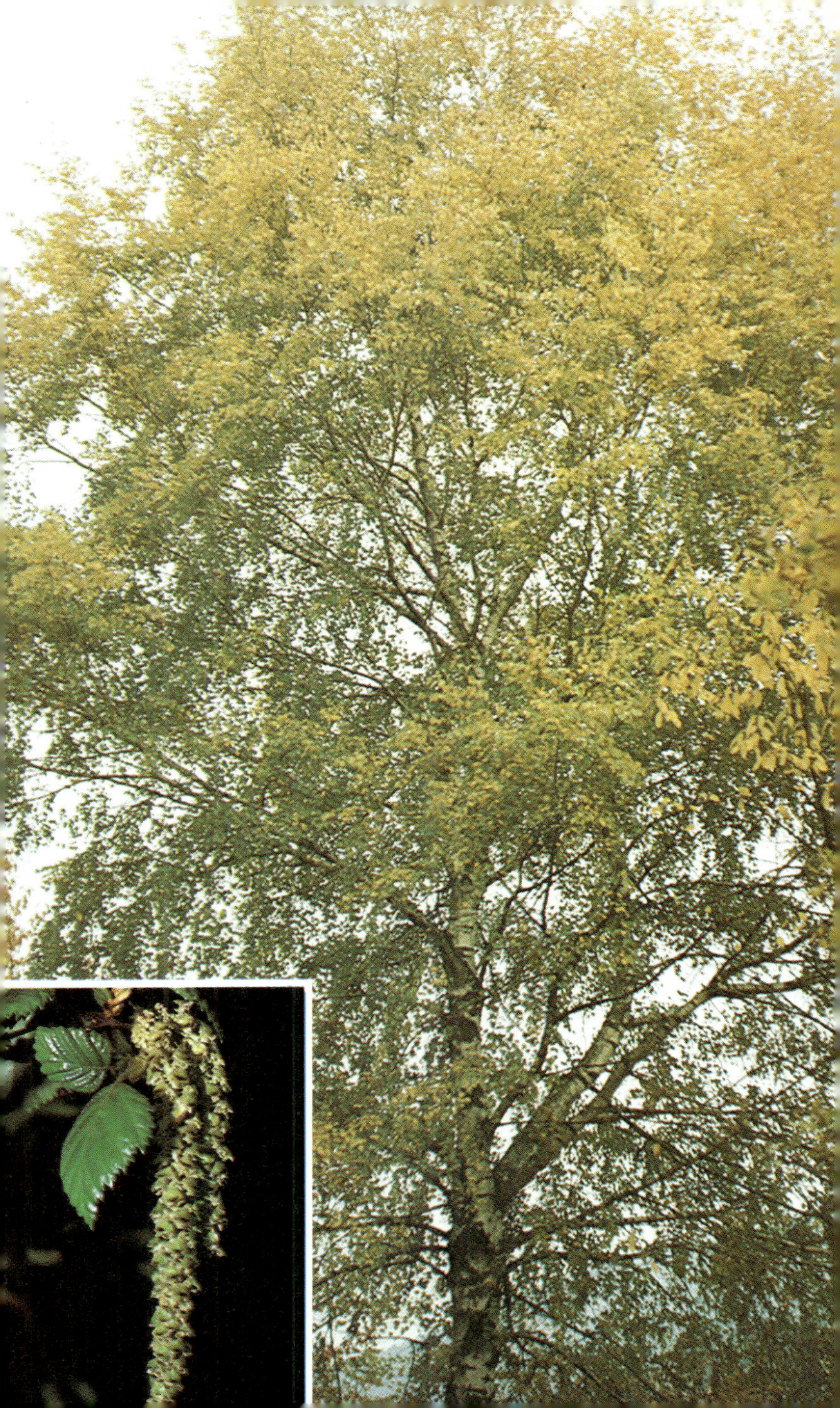

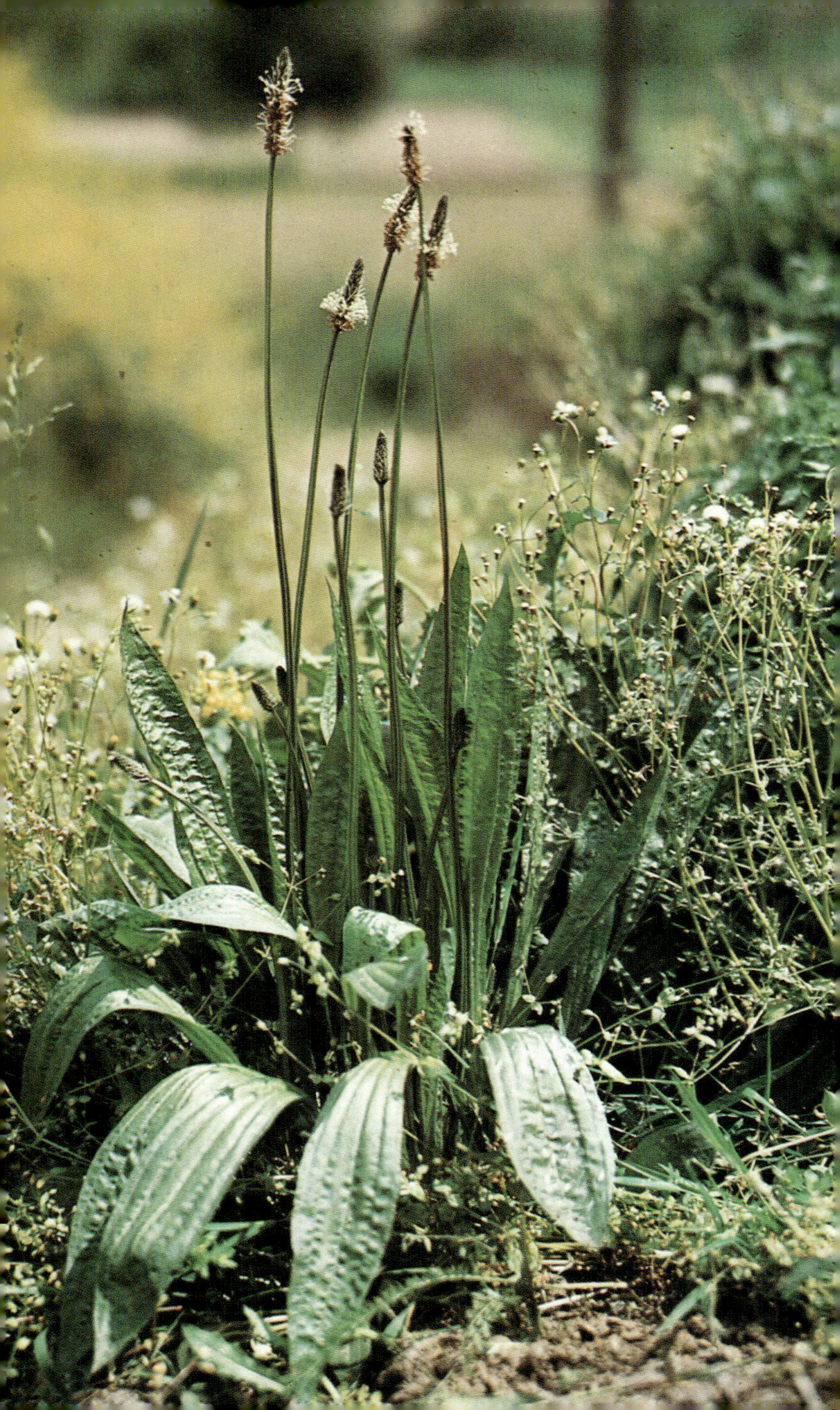

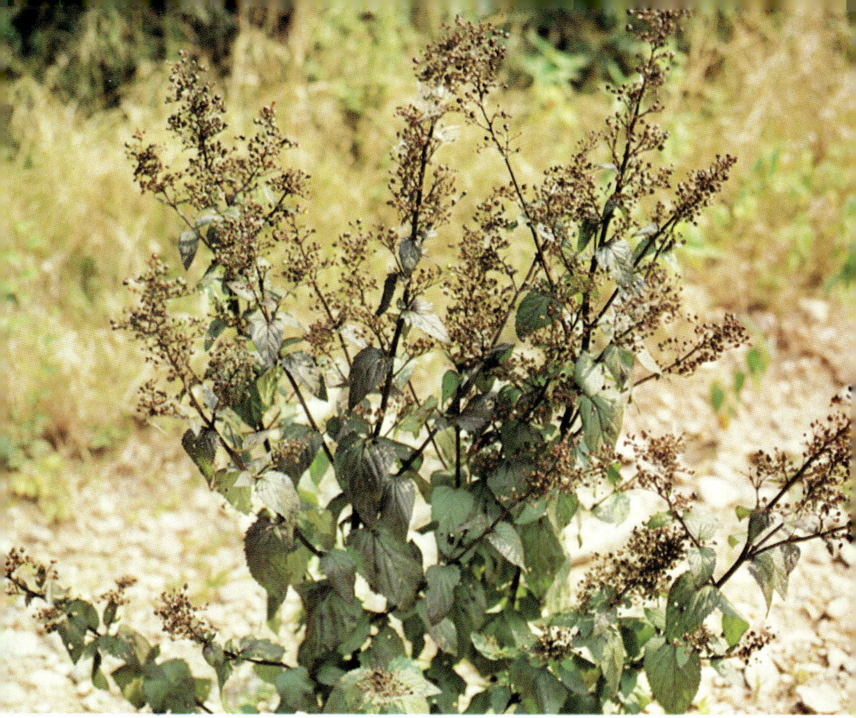

Knotige Braunwurz

Scrophularia nodosa

Blüte bräunlich
Arzneipflanze

Andere Namen: Knotenwurz.
Pflanze: 60 – 130 cm hoch, ziemlich gesellig.
Blüten: Bräunliche Rachenblüte mit zweispaltiger Ober- und dreispaltiger Unterlippe.
Blütenstand: Endständige Rispe, die drüsig behaart ist.
Blütezeit: Juni bis Juli.
Früchte: Klein, unscheinbar.
Blätter: Kreuz-gegenständig, ungeteilt, eiförmig-verlängert bis herzförmig, kahl, am Rande doppelt gesägt.
Stengel: Aufrecht, vierkantig.
Standort: Ufer, Gräben, liebt nährstoffreiche, lehmige Waldböden.
Wert: Heilsam bei Haut- und Drüsenerkrankungen sowie Verstopfungen.
Sammelzeit: Das Kraut wird für Tee im Sommer geerntet.

Bild links: **Spitzwegerich**
(Beschreibung Seite 122)

Sanddorn

Hippophae rhamnoides

Blüten bräunlichgrün
Wildfrucht

Andere Namen: Seedorn, Weidendorn.
Pflanze: Bis 3 m hoher Strauch, zerstreut wachsend.
Blüten: Männliche Blüten mit zweiteiligem Kelch, weibliche Blüten mit röhrigem Kelch.
Blütenstand: Ährig.
Blütezeit: Von April bis Mai.
Früchte: Orangefarbene, kleine, säuerlich schmeckende Beeren.
Blätter: Wechselständig, linealisch, kurzgestielt, ganzrandig, oben graugrün, unten silberweiß; sie ähneln der Silberweide.
Stengel: Rutenförmige, an Weiden erinnernde Zweige, sie laufen in einen Dorn aus.
Standort: In den Dünen am Meer, aber auch im Gebirge, in den Alpentälern, oft auch angepflanzt.
Wert: Allgemein regenerierend. Wegen ihres hohen Vitamin-C-Gehaltes werden die Beeren bei Frühjahrsmüdigkeit, Appetitlosigkeit und während der Rekonvaleszenz meist als Sirup angewandt.
Sammelzeit: August und September; vor dem ersten Frost die reifen Beeren.

Kleiner Wiesenknopf (Bild Seite 128)

Sanguisorba minor

Blüte rötlichgrün
Arzneipflanze

Andere Namen: Kleine Bibernelle.
Pflanze: 20 – 70 cm hoch, zerstreut vorkommend.
Blüten: Rötlichgrün, die unteren Blüten sind meist männlich, die mittleren zwitterig und die oberen weiblich. Blütenblätter sind keine vorhanden.
Blütenstand: Kugelige »Knöpfchen«.
Blütezeit: Juni bis Juli.
Früchte: Winzig, unscheinbar.
Blätter: Wechsel- bis fast gegenständige Teilblättchen. Diese sind rundlich und gezähnt.
Stengel: Etwas gebogen, oft rötlichviolett überlaufen.
Wurzel: Dicker, holziger Wurzelstock.
Standort: Kalk- und wärmeliebende Pflanze der Trockenrasen und trockenen Wälder.
Wert: Lindernd und heilsam bei Nieren-, Galle- und Lebererkrankungen.
Sammelzeit: Während der Blütezeit.

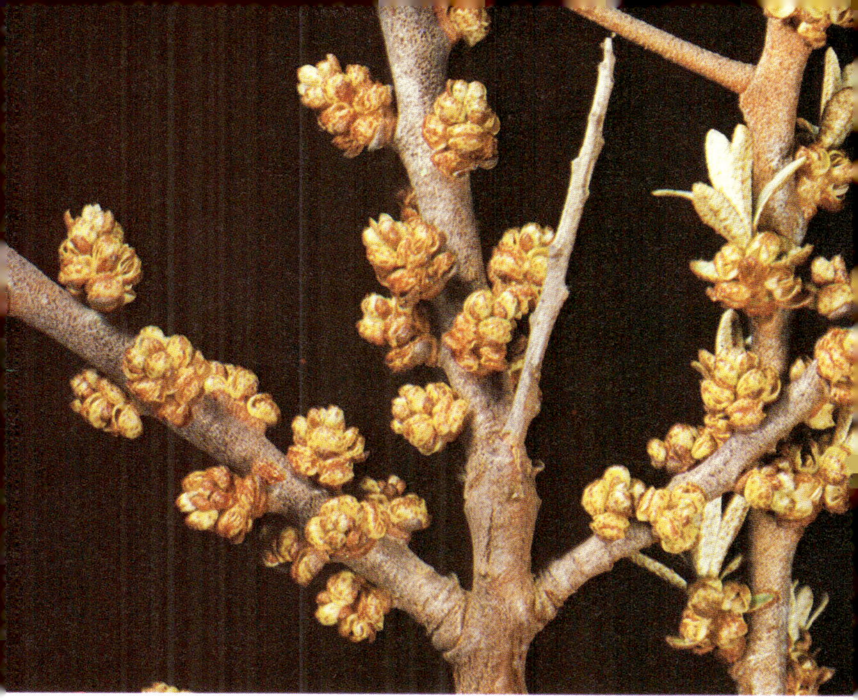

Bild oben: **Blühender Sanddorn** (männliche Blüten); unten: reife Früchte

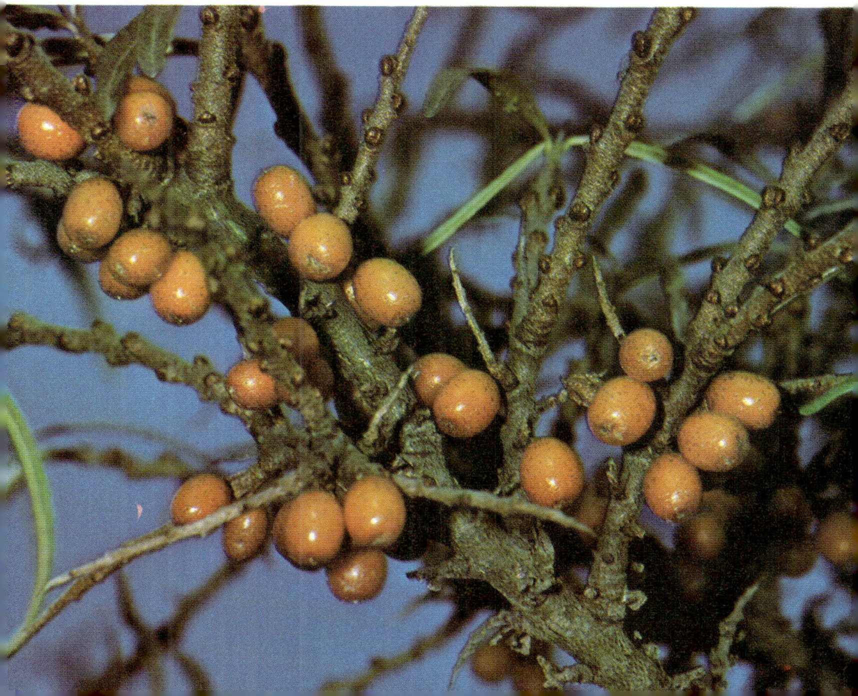

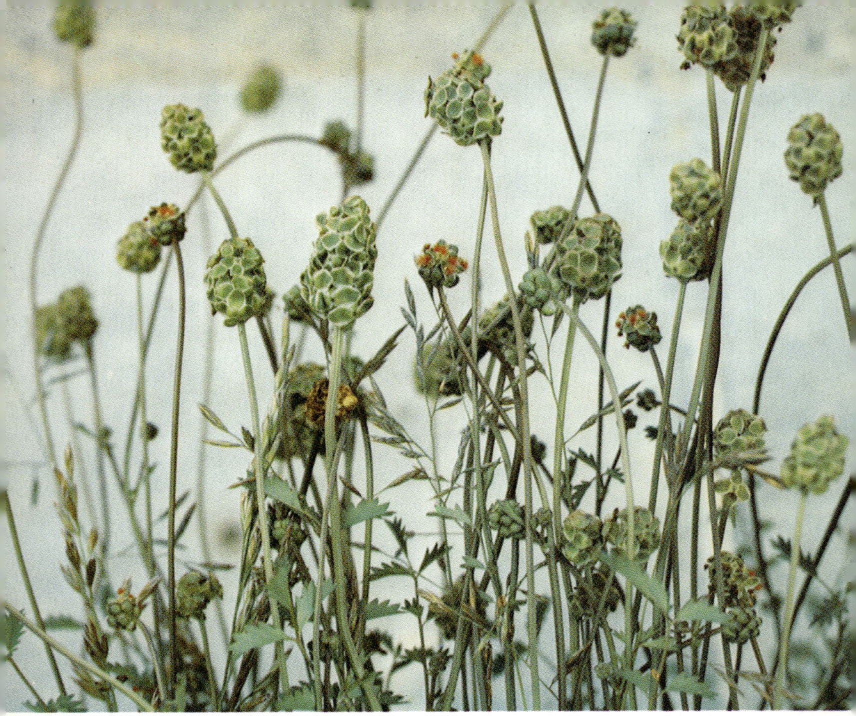

Kleiner Wiesenknopf (Beschreibung Seite 126)

Efeu

Hedera helix (+)

Blüte grün
Arzneipflanze

Pflanze: Bis 25 m hoch an Bäumen hochrankend, auch am Boden wachsend.
Blüten: Grün, fünfzeilig, ziemlich unauffällig.
Blütenstand: Dolde mit leicht honigartigem Geruch.
Blütezeit: August bis Oktober.
Früchte: Kugelige, blauschwarze, kleine Beeren, die sehr giftig sind!
Blätter: Jung hellgrün, später dunkler, handförmig-gelappt oder dreilappig, öfter auch oval-zugespitzt.
Stengel: Mit Haftwurzeln an Stützpflanzen emporklimmend.
Standort: Schattenliebend, vorwiegend im Wald, an alten Gemäuern und schattigen Gärten.
Wert: Die Blätter werden für medizinische Tees, bei Erkrankungen der Atemwege und des Rippenfells verwendet.
Sammelzeit: August bis September, nur die jungen Blätter. Die Wirkstoffe der Blätter sind im Frühling, Herbst und Winter höher als im Sommer. Die Anwendung bleibt ausschließlich dem Fachmann überlassen!

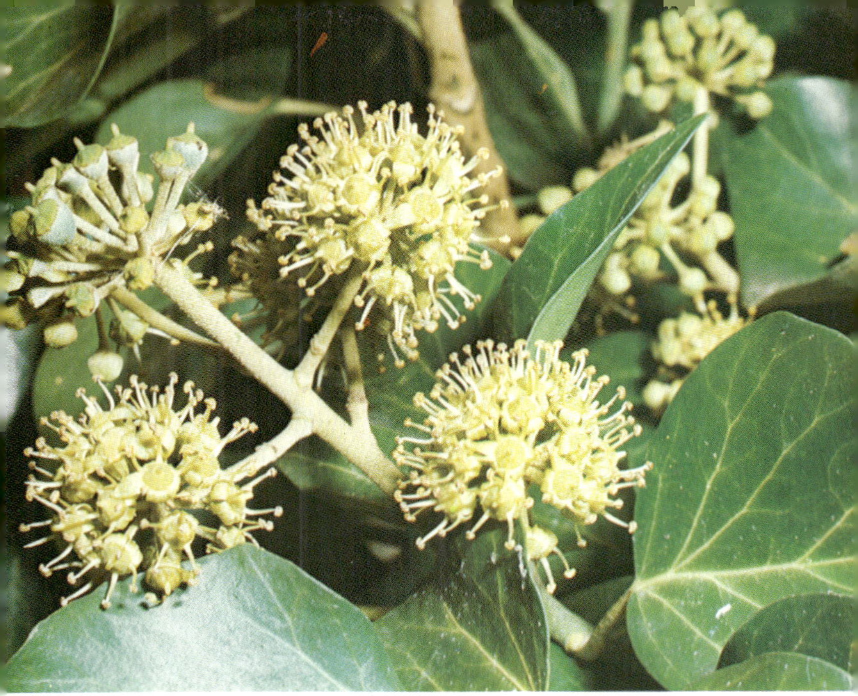

Bild oben: **Efeublüten;** unten: rankendes Efeu

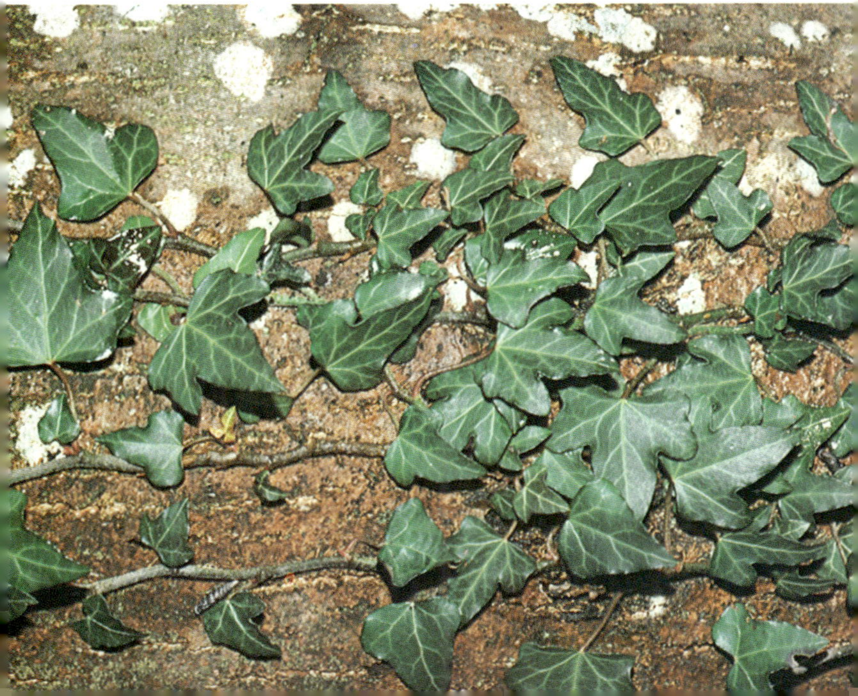

Heidelbeere

Vaccinium myrtillus

Blüte grün-rötlich
Heilpflanze

Andere Namen: Schwarzbeere, Hasenbeere, Bickbeere, Blaubeere.
Pflanze: 15 – 40 cm hoher Zwergstrauch, gesellig wachsend.
Blüten: Kugelig bis becherförmig, grünlich mit rötlichem Hauch.
Blütenstand: Einzeln blattachselständig.
Blütezeit: Mai und Juni.
Früchte: Erst grüne, später rötliche und zuletzt schwarze, meist etwas weißlich-bereifte Beeren mit zahlreichen winzigen Samen.
Blätter: Länglich bis eiförmig, kurzgestielt, feinst behaart, etwas gekerbt.
Stengel: Mehrfach verzweigt.
Standort: In Kiefernwäldern, auf Heiden und in trockenen, sandigen Mischwäldern.
Wert: Heilsam bei Magen-, Darm-, Mund- und Halserkrankungen. Außerdem stark vitaminhaltig.
Sammelzeit: Nach der Blütezeit im Hoch- und Spätsommer die Heidelbeerblätter; die Beeren bis in den August hinein.

Große Brennessel

Urtica dioica

Blüte hellgrün
Wildgemüse

Andere Namen: Hanfnessel, Große Nessel.
Pflanze: 30 – 150 cm hoch, gesellig wachsend.
Blüten: Klein, hellgrün. Die männliche Blüte aufrechtstehend, die weibliche hängend.
Blütenstand: Achselständige Rispen.
Blütezeit: Juni bis Oktober.
Früchte: Kleine, eckige Kapseln mit winzigen, gelblichen Samen.
Blätter: Kreuzgegenständig, länglich-herzförmig, zugespitzt, gestielt, am Rande grobgesägt, mit Brennhaaren versehen.
Wurzel: Sehr klein, faserig und hart.
Stengel: Aufrecht, vierkantig, mit Brennhaaren.
Standort: Überall sehr verbreitetes Unkraut.
Wert: Junge Blätter für sehr vitaminhaltiges Gemüse, auch als Saft und Tee; wirksam bei verschleimten Atemwegen, Hämorrhoiden und Hautkrankheiten.
Sammelzeit: Mai bis September.

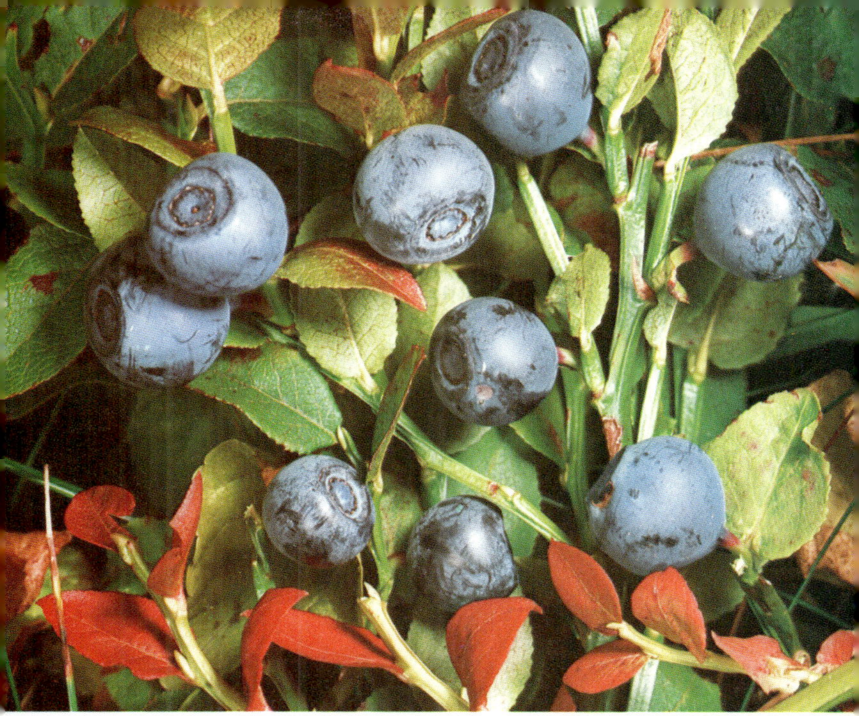

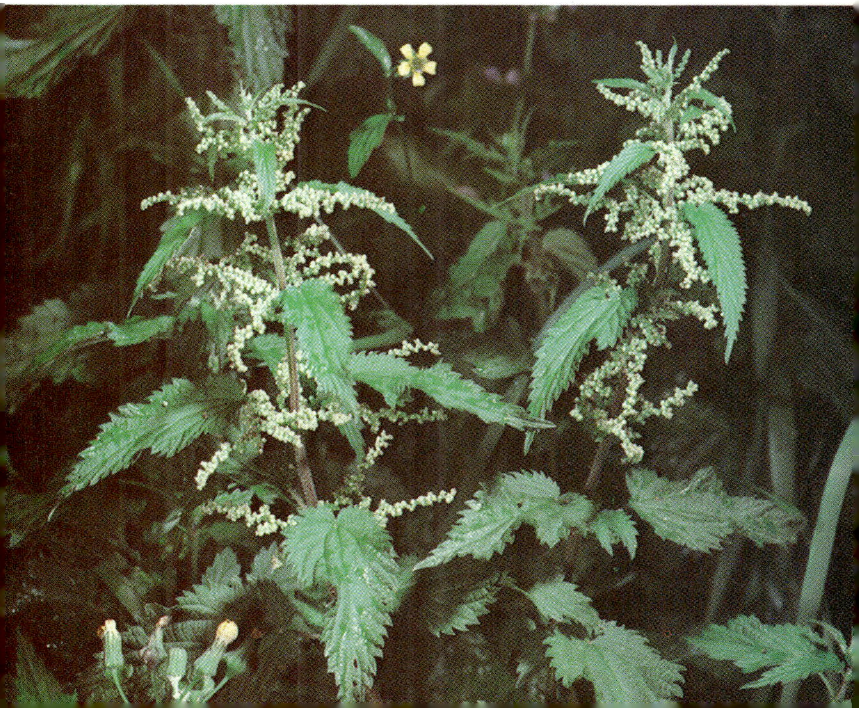

Gemeiner Wurmfarn ✝

Dryopteris filix-mas

Keine Blüten
Arzneipflanze

Andere Namen: Johanniskraut, Fünffingerwurz, Hexenkraut, Wanzenwurz, Farnwurzel, Bandwurmkraut, Waldfarn.
Pflanze: 80 – 150 cm hoch, gesellig wachsend.
Blüten: Farne besitzen keine Blüten. Sie vermehren sich durch Sporen. Die Sporenträger sind die Blätter, auf deren Unterseite man die Sporenkapseln wie kleine Pünktchen sitzen sieht.
Blätter: Große, doppelt-gefiederte Wedel mit lanzettlich-spitzigen kleinen Blättchen.
Stengel: Aus einem knotigen, daumendicken, innen gelbem, außen braunem Wurzelstock hervorwachsend.
Standort: In Wäldern, Gebüschen und an steinigen Hängen.
Wert: Anwendung nur auf ärztliche Empfehlung! Wirkt bei Bandwürmern und (als Badezusatz) bei Krampfadern.
Sammelzeit: Wedel von Juli bis Oktober, Wurzelstöcke im September und Oktober. Keine Selbstanwendung, da die Pflanze unangenehme Nebenwirkungen besitzt. Sie kann bei Überdosierung zur Blindheit und sogar zum Tode führen!

Ackerschachtelhalm

Equisetum arvense

Keine Blüten
Arzneipflanze

Andere Namen: Zinnkraut, Katzenschwanz, Kannenkraut.
Pflanze: Bis 50 cm lang, gesellig wachsend. Man unterscheidet die fruchtbaren, gelbbraunen Frühlingstriebe mit schuppigen Köpfchen und die unfruchtbaren, grünen, stark verzweigten Sommertriebe.
Blüten: Schachtelhalme bilden keine Blüten aus. Sie besitzen Sporenähren. Nach Erzeugung der Sporen verwelkt der Frühjahrstrieb, und aus dem Wurzelstock wächst der Sommertrieb hervor.
Blätter: Quirlförmig an den Sproßknoten angeordnet, nadelförmig.
Stengel: Unverzweigt, hellbraun, sporentragend.
Wurzel: Weitläufig, kriechend.
Standort: Auf Äckern, an Wegrändern und auf Ödland.
Wert: Sehr vielseitig verwendbare Heilpflanze, vor allem gegen Erkrankungen der Luftwege und der Nieren. Dosierung sollte der Fachmann überwachen!
Sammelzeit: Von Juni bis September die unfruchtbaren Stengel. Achtung vor Verwechslungen mit Wiesen- und Waldschachtelhalm, beide sind giftig!

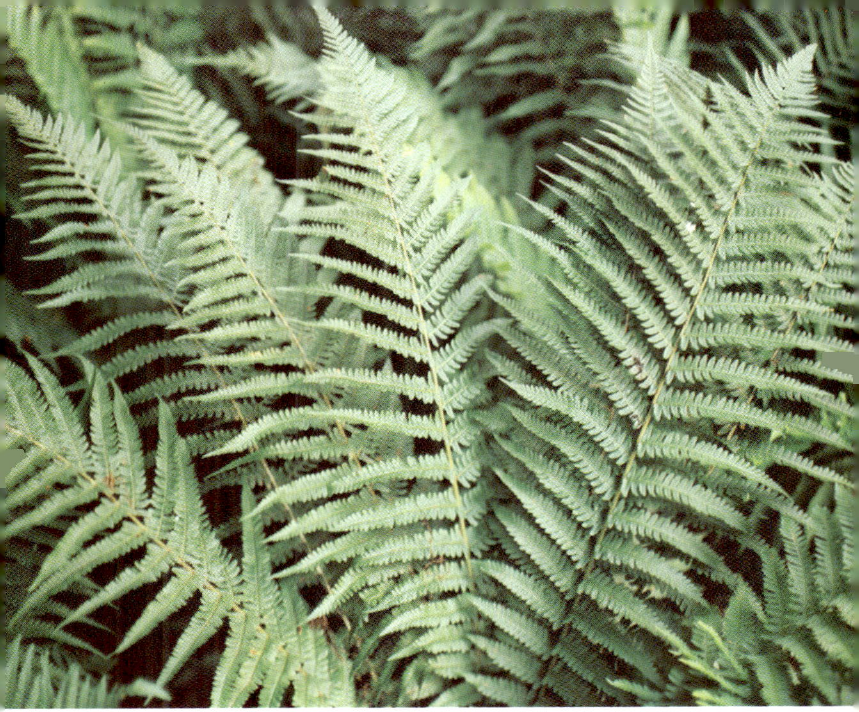

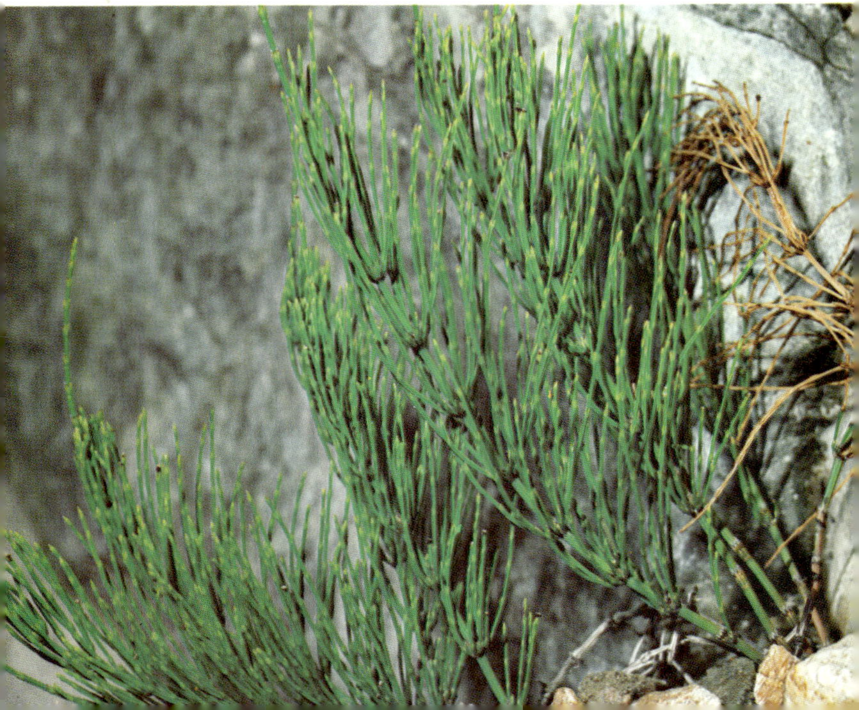

Wann sammele ich welche Pflanzen?

(Sammeltabelle)

Die folgende Tabelle gibt dem Sammler von Arzneikräutern und Wildgemüse eine Übersicht, in welchen Monaten es sich lohnt, eine bestimmte Pflanze wegen ihrer in dieser Zeit vorhandenen Heilwirkung zu sammeln. Die Tabelle gibt darüber nur eine allgemeine Auskunft. In den jeweils detaillierten Beschreibungen im Innenteil des Buches findet der Leser dann weitere Informationen, zum Beispiel, welche Teile der Pflanze (Blatt, Blüte, Frucht, Wurzel) wann gesammelt werden sollten.

Die Tabelle weist auch auf giftige Pflanzen +, Pflanzen, bei denen eine Vergiftungsgefahr besteht (+) und geschützte Pflanzen ● hin.

Geschützte Pflanzen stehen unter Naturschutz und dürfen auf keinen Fall (auch nicht teilweise) gepflückt werden. Die in diesem Buch aufgeführten geschützten Pflanzen wurden nach den Vorschriften der Bundesartenschutzverordnung (August 1980) gekennzeichnet. Zum Teil haben die einzelnen Bundesländer für Pflanzen, die in ihrer Region besonders gefährdet sind, darüber hinausgehende Verordnungen erlassen, die ebenfalls zu beachten sind.

	Januar	Februar	März	April	Mai	Juni	Juli	August	September	Oktober	November	Dezember
Ackerschachtelhalm S. 132						●	●	●	●			
Ähren-Christophskraut (✝) S. 54									●	●	●	
Äpfel S. 48						●	●	●	●	●	●	
Bachnelkenwurz S. 88							●	●				
Bären-Lauch S. 72							●	●				
Berg-Wohlverleih (✝) 🔵 S. 38	🔵	🔵	🔵	🔵	🔵	🔵	🔵	🔵	🔵	🔵	🔵	🔵
Bittersüßer Nachtschatten ✝ S. 102	✝	✝	✝	✝	✝	✝	✝	✝	✝	✝	✝	✝
Blauer Eisenhut ✝ 🔵 S. 100	🔵 ✝	🔵 ✝	🔵 ✝	🔵 ✝	🔵 ✝	🔵 ✝	🔵 ✝	🔵 ✝	🔵 ✝	🔵 ✝	🔵 ✝	🔵 ✝
Blutwurz S. 24					●	●	●	●				
Breitwegerich S. 56						●	●	●	●	●		
Brombeere S. 78							●	●	●	●		
Buschwindröschen (✝) S. 77			●	●								
Echte Kamille S. 68						●	●	●				
Echte Küchenschelle (✝) 🔵 S. 116	🔵	🔵	🔵	🔵	🔵	🔵	🔵	🔵	🔵	🔵	🔵	🔵
Echte Pfingstrose (✝) S. 93			●	●	●				●	●	●	
Echter Baldrian S. 82									●	●		
Echtes Mädesüß S. 58			●	●	●							
Efeu (✝) S. 128								●	●			
Ehrenpreis S. 94						●	●	●				
Eibe ✝	✝	✝	✝	✝	✝	✝	✝	✝	✝	✝	✝	✝
Faulbaum S. 53					●	●						
Fenchel S. 28								●	●	●		
Fieberklee S. 84				●	●	●						
Frühlings-Adonisröschen ✝ 🔵 S. 44	🔵 ✝	🔵 ✝	🔵 ✝	🔵 ✝	🔵 ✝	🔵 ✝	🔵 ✝	🔵 ✝	🔵 ✝	🔵 ✝	🔵 ✝	🔵 ✝
Gänseblümchen S. 70	●	●	●	●	●	●	●	●	●	●	●	●
Gänsefingerkraut S. 31				●	●							
Gelber Enzian 🔵 S. 28	🔵	🔵	🔵	🔵	🔵	🔵	🔵	🔵	🔵	🔵	🔵	🔵
Gemeine Berberitze S. 22									●	●	●	
Gemeine Kugelblume S. 114					●	●						
Gemeine Nachtkerze S. 22						●			●			
Gemeiner Beifuß S. 36					●	●			●	●	●	
Gemeiner Hohlzahn S. 90							●	●	●			
Gemeiner Löwenzahn S. 40			●		●				●	●		
Gemeiner Rainfarn (✝) S. 38						●	●	●				
Gemeiner Wundklee S. 42					●	●	●	●	●			

	Januar	Februar	März	April	Mai	Juni	Juli	August	September	Oktober	November	Dezember
Gemeiner Wurmfarn ✝ S. 132	✝	✝	✝	✝	✝	✝	✝	✝	✝	✝	✝	✝
Gemeine Schafgarbe S. 86						●	●	●				
Gemeines Kreuzkraut ✝ S. 40	✝	✝	✝	✝	✝	✝	✝	✝	✝	✝	✝	✝
Gemeine Wegwarte S. 100							●	●				
Großblütige Braunelle S. 114					●	●						
Großblütige Königskerze S. 26							●	●				
Große Brennessel S. 130					●	●	●	●	●			
Großer Wiesenknopf S. 120						●	●	●	●			
Großes Schöllkraut (✝) S. 24				●	●							
Große Sterndolde S. 64												
Heidelbeere S. 130							●	●				
Helmknabenkraut 🔵 S. 112	🔵	🔵	🔵	🔵	🔵	🔵	🔵	🔵	🔵	🔵	🔵	🔵
Herbstzeitlose ✝ S. 120	✝	✝	✝	✝	✝	✝	✝	✝	✝	✝	✝	✝
Hirtentäschelkraut S. 54						●	●	●	●			
Holunder S. 50				●	●	●	●	●	●	●		
Huflattich S. 42		●	●		●	●						
Kleinblütige Königskerze S. 26							●	●				
Kleiner Wiesenknopf S. 126						●	●					
Knotige Braunwurz S. 125						●	●	●				
Kriechender Günsel S. 112				●	●	●						
Lein 🔵 S. 94	🔵	🔵	🔵	🔵	🔵	🔵	🔵	🔵	🔵	🔵	🔵	🔵
Lungenkraut S. 108				●	●	●						
Maiglöckchen (✝) S. 72												
Mittlerer Wegerich S. 56						●	●	●	●	●		
Pfennig-Gilbweiderich S. 35			●	●	●							
Preiselbeere S. 80							●	●	●	●		
Quendel S. 90							●	●				
Rapünzchen S. 96				●								
Roßkastanie S. 46			●	●	●				●	●	●	
Roßminze S. 102					●	●	●	●				
Roter Fingerhut ✝ S. 118	✝	✝	✝	✝	✝	✝	✝	✝	✝	✝	✝	✝
Rundblättriger Sonnentau 🔵 S. 70	🔵	🔵	🔵	🔵	🔵	🔵	🔵	🔵	🔵	🔵	🔵	🔵
Rundblättriges Wintergrün S. 84							●	●	●	●		
Salbei S. 98						●						
Salomonssiegel (✝) S. 74				●	●							
Sanddorn S. 126								●	●		●	

	Januar	Februar	März	April	Mai	Juni	Juli	August	September	Oktober	November	Dezember
Scharbockskraut (✝) S. 44			●	●								
Schlehe S. 50			●	●	●						●	
Schlüsselblume 🔵 S. 36	🔵	🔵	🔵	🔵	🔵	🔵	🔵	🔵	🔵	🔵	🔵	🔵
Sommerlinde S. 18						●						
Spitzwegerich S. 122							●	●				
Stechapfel ✝ S. 60	✝	✝	✝	✝	✝	✝	✝	✝	✝	✝	✝	✝
Sumpfstorchschnabel S. 108				●	●							
Taubenkropf-Leimkraut S. 66						●	●	●				
Tausendgüldenkraut S. 88						●	●	●	●	●		
Tollkirsche ✝ S. 104	✝	✝	✝	✝	✝	✝	✝	✝	✝	✝	✝	✝
Traubenholunder (✝) S. 18							●	●	●	●		
Tüpfel-Hartheu S. 32						●	●	●	●			
Vogelmiere S. 66			●	●	●	●	●	●	●	●		
Wacholder S. 20									●	●	●	
Wald-Akelei (✝) 🔵 S. 96	🔵	🔵	🔵	🔵	🔵	🔵	🔵	🔵	🔵	🔵	🔵	🔵
Waldhimbeere S. 64					●	●		●	●			
Waldmeister S. 58				●	●							
Wasserdost S. 116							●	●				
Weinbergnelkwurz S. 32				●	●		●	●	●	●		
Weißbirke S. 122	●	●	●	●	●	●	●	●	●	●	●	●
Weißdorn S. 48					●	●						
Weißer Diptam 🔵 S. 106	🔵	🔵	🔵	🔵	🔵	🔵	🔵	🔵	🔵	🔵	🔵	🔵
Weißer Germer ✝ S. 74	✝	✝	✝	✝	✝	✝	✝	✝	✝	✝	✝	✝
Weiße Taubnessel S. 78					●	●						
Weiße Schwalbenwurz (✝) S. 62						●	●	●	●	●		
Wiesen-Bärenklau S. 62						●	●	●				
Wilde Malve S. 104						●	●	●	●			
Wildrose S. 80				●	●						●	
Ysop S. 110							●	●				

Register